高齢者医療から終末期医療へ

伊豆高原ゆうゆうの里診療所　所長
医師
川口　実
Minoru Kawaguchi

メトロポリタン新書

まえがき

大学を卒業したのが昭和50年（1975）であるから、医者になって、はや40年になる。東京医科大学時代は消化管、特に胃癌の臨床研究に明け暮れていた。その間約25年。

その後、事情により東京医大を離れることになり、国際医療福祉大学関連病院に移った。そこでは、完全な臨床医として一般内科を受け持つこととなった。それまでは消化器といえど胃癌の診断、治療と、その臨床研究ばかりであったので、実際に患者に接する者として、とまどうことが多かった。消化器は専門なので問題はなかったが、呼吸器、循環器、内分泌・代謝、腎疾患さらには神経疾患も診ることになり、とまどうことばかりであった。特に、国際医療福祉大学熱海病院開院当時は内科医は私を含め3人しかいなかった。一人患者を入院させる度に、内科教科書を読み返すという具合で、それでもなんとかやっていた。そのうちに、循環器、代謝・内分泌、神経などの専門医が着任してくれて少し楽になった。

ところが、医師が増えると、並行して患者も増え、物理的に大変な事態となった。約10年間勤めたところで、ついにギブアップして、老人ホームの医者になった。

老人ホームの医者は時間があって、楽な仕事だと思っていたが、勤めてみると、今までとは違う医療であって、決して楽な（肉体的には確かに楽、精神的にはかなり神経を使う）医療ではないことに気がついた。いままでは、「1分、1秒でも長く、生命を延ばす」医療をしてきたが、そうではなく「苦しまず、穏やかに旅立つ」ことを手助けする医療、というのが老人医療なのである。

また、日本社会の動向からしても、高齢者の医療を見直す時であることも理解できるようになった。

一方、医学の進歩は著しく、日々進歩している。また、治療ガイドラインなるものが、数えきれないくらい作成されている。もともと知識が大幅に不足しているので、一日でも勉強を怠ると、取り残されるのではないかと心配になることもある。だが、超高齢者には、これらの治療ガイドラインなるものに沿って診断、治療をしなければならないのか……（ガイドラインの内容を知らなければ、ガイドラインに沿っているのか、沿っていないのか判断できない！　やはり、勉強は必要）。診断のための検査はどこまですればいいのか？　その時本人の意思は？　家族の意向は？　など、今までの医療とは違った考えを必要とする。

そのためには、診察する私の方も「生と死」を考えざるを得なくなってきた。今まででは、生きていることが全てで、亡くなった時は「やるだけ、やって、ダメなら仕方がない」と自分を慰めていた。「生」の最終段階から、「死」までの間のことはあまり考えていなかった。しかし今は「生」と「死」の間で、どうすれば「静かに、穏やかに、そっと旅立てるのか」を考えるようになった。

そうすると、最新の医学知識、治療ガイドラインの勉強以上に「死」に関する勉強が必要であることを痛感するようになった。

高齢者医療に本格的にかかわるようになって5年になるが、まだまだとまどうことが多い。

そのような折、その時のことをメモにしていたところ、偶然に私に出版の機会が与えられたのである。私の勤務する「ゆうゆうの里」の住人で、作家にして出版プロデューサーの菅野国春氏から、かつて出版した拙著を読んでもらった縁で「終末期医療について書いてみないか」と声をかけてもらった。その好意に応えて、刊行を決意した次第である。これによって高齢者医療の現場を知ってもらえる機会になればと、平成二十七年の春頃より筆を執った。

もともと、文才のない私のことだから、筆は遅々として進まなかった。菅野氏の叱咤激励によって何とか刊行にこぎつけた。拙文ながら、高齢者医療、終末期医療の現実を少しでも分かっていただければ幸いである。

安倍第3次内閣では「介護離職ゼロ」を目指すようである。介護を必要とする身内を抱えている皆さまにもぜひ読んでいただきご批判を仰ぎたい。

末尾になったが、執筆中、ご助言とご指導をいただいた菅野国春氏に深甚の謝意を表したい。

平成二十七年十一月吉日

著者しるす

目次

III 高齢者医療

IV 高齢者医療と終末期医療の挟間

V 終末期医療

Ⅵ 看取り

Ⅶ 最後に

Ⅰ　高齢者医療にかかわるようになった理由

大学病院勤務時代の苦悩の日々

私は現在、静岡県伊東市にある有料老人ホーム「伊豆高原ゆうゆうの里」の診療所に、常勤の医師として勤務している。

平成23年5月1日、以前勤めていた国際医療福祉大学熱海病院を退職し、ゆうゆうの里診療所に赴任した。ゆうゆうの里診療所で働きたくて病院を変えたのではなくて、前任の病院を辞めたかったのである。

国際医療福祉大学熱海病院を辞めたことには大きく3つの理由があった。

1つは医療界で問題となっているクレーマーのことである。2件あったが、直接のきっかけになった事例を書くことにしよう。

患者は60歳代の男性。高血圧、狭心症などで循環器内科の先生が診ている人である。人間ドックを受け、胃の異常を指摘され、胃内視鏡の結果、胃に隆起性病変を指摘された。その時の胃生検（組織の一部を採取して、顕微鏡で調べる検査）で癌が強く疑われた（Group 4）。主治医の先生が内視鏡のポラロイド写真をもって私のもとへ相談にきた。すぐに内視鏡室にいき、もとの内視鏡写真を検討し、病理室にいって標本を診た。

内視鏡的にも病理的にも強く癌を疑う。しかし、癌の深達度（胃の壁のどこまで癌が浸潤しているか）は粘膜内癌と考えられた。この病変は内視鏡で切除可能と判断し、その旨主治医に返答した。

主治医から内視鏡切除をお願いしたいとの依頼を受け予定をたてた。その時、患者の息子がかつて国際医療福祉大学熱海病院の職員で、私も何回も顔を合わせていたことがある人だと知らされた。その息子にあたる人ともしばらく会っていなかったので、この機会に会えるかもしれないとも思った。

そんな訳で入院も検査も便宜を図り（患者本人の早くしてくれが最も大きな理由だが）、約1週間後に内視鏡切除の予約をいれた。

内視鏡切除前に、最近いわれているインフォームドコンセントつまり内視鏡切除の必要性、方法、偶発症さらに内視鏡切除に代わる治療法などの説明を行った。しかし、この時、患者は用紙に書いて説明しているのにほとんど聞こうともせず、

「はいはい、どこにサインすればいいの？」

と簡単にサインしてさっさと部屋を出ていってしまった。入院しても、手術当日になっても息子からの連絡はなかった。

内視鏡手術は順調に終了した。ところが、夕方回診にいったら、

「なぜ夕食はでないんだ！」と。

「今日は直径3センチくらい円形に粘膜を切除したから、いわば、人工的に胃潰瘍をつくった状態で出血の危険があるから、食事はなしで、点滴のみとなります」

と何回も説明したところ、しぶしぶ承諾。そして、翌日から食事開始。術後3日目

には「帰る」といいだす。説明のとき、1週間位は出血の危険があると説明したことをもう一度話すも、

「友達はポリープを外来でとってもらった、どうしてあんたは入院させるんだ！」

通常の有茎性の良性ポリープと、今回のような癌が疑わしい扁平隆起との切除法の違い、大腸と胃の違いなど説明するも、荷物をまとめて帰ってしまった。しかたがないので消化性潰瘍治療薬を処方して退院とした。

すると退院二週間後に突然来院。

「退院してから体がダルくなって近くの医者に診てもらったら肝臓が悪くなってる。クスリのせいだといわれた。どうしてくれる！」

と大声で騒ぐ。

どのくらいの肝機能障害か、原因はなにか検査しようとすすめるも聞く耳をもたず、騒ぐだけ騒いでそのまま診察室からでていってしまった。顔色もいいし、威勢もいい。怒鳴れるくらいだから、肝機能障害も大きな問題はないとたかをくくっていた。

ところが、その日外来が終了したら医事課の職員がとんできて

「○○さんが、カルテ開示を要求していますが、どうしますか」

私は正当な医療をしている。クスリの副作用も予測不能だ。開示して困ることはない。

しかし、カルテをコピーして渡してかまわないと返事をした。

患者が、強気にでたもののいい気分ではない。その日以降このことが頭にこびりつき、診察・検査に集中できなくなってしまった。

患者が、カルテのコピーを医事課にとりにきたのがその数日後であった。なにか訴えてくることだろうと覚悟をした。

暗く、憂鬱な毎日が続くことになった。だが、数か月たっても何の連絡もなし。こんな状態では他の患者の診療に影響がでるかもしれないし、辛かったのは、なんといっても自分の気持ちが晴れないことだった。この気持ちは臨床医で実際にそんな目に遭わなければ理解できないと思う。

結局、1年以上たっても何の反応もなく、「もうどうにでもなれ」という思いにいたっ

た。しかし、以前のもう一つのクレームのときは、数年たってからカルテの開示要求、クレームをいってきた患者の家族がいたこともあり、まだ解決とはいいきれない。

こんな気持ちのままで重症の患者、急患など診ることはできない。ひとまず辞めようと決心した。医師になって35年になるが、クレームはこの2件だけ。2つとも熱海にきてからである。熱海も10年たつが……。

こんな気持ちのまま臨床現場を去る医師もかなりいるらしい。これを「立ち去り型サボタージュ」とでもいうのかもしれない。

2つ目の理由は忙しすぎたことである。

国際医療福祉大学熱海病院では入院患者は主治医制であり、入院を指示した医師が主治医になるのが原則であった。したがって、外来患者が多い医師、当直で救急患者を断らず診る医師が必然的に入院患者を多く担当することになる。

私の場合、常に20人前後の入院患者の主治医であった。

20人も入院していると常に1～2人要注意、重症患者がいて、週に1回くらいは急変患者がでた。こんな状況のため、ゆっくり診察できないし、休みもとれない。これが熱海病院赴任以来10年間続いた。

日常生活を簡単に紹介すると朝六時半ごろ病院に入る。メール等をチェックして、急ぎのメールには返事し、終わると病棟に上がる。朝は時間がないので前日気になった患者、あるいは夜間看護師から電話があった患者のみの診察で時間がたってしまう。診察して必要な指示を出して内視鏡室に降りる。

私は国際医療福祉大学に移る前は東京医科大学消化器内科で消化器内視鏡を主な仕事としていた（図1）。この経験を買われて国際医療福祉大学へ呼ばれたのであるが、しかし、国際医療福祉大学での私の評価は消化器内視鏡医としての評価よりも「患者が集まる医者」の方が高かった。

そうはいっても長らく内視鏡をやってきた人間としては、やはり内視鏡から離れることができず毎日内視鏡画像のチェックに向かってしまう。30～40分で前日の内視鏡所見のチェックをすませると、8時半から幹部だけの朝礼が始まる。簡単な連絡事項が中心だが、問題があるとその後数人の幹部で打ち合わせを行うこともあった。

午前8時45分ごろから外来診察を開始する。

月、火、木、土が外来日（木は午前、午後）。午前の診察といえど終了は13時ないし14時頃。一日の外来患者数は30～40人、木曜日は60～70人。いやというほどカルテが積まれるとそれだけでウンザリしたものである。

木曜日は17時ごろまでかかってしまうこともざらであった。まだこちらが診察しているのに事務員が「お疲れ様」といって帰っていく声が聞こえる。「人の気持ちも考えろ」と大声をだしたい気持ちをじっと我慢して診察を続けた。

14時過ぎに外来が終わるとオニギリをほおばり、すぐに病棟にあがった。昼食をオニギリにしたのは私が医学部を卒業してすぐに入局した東京医科大学第四内科の芦澤眞六教授の真似である。

芦澤教授はオニギリをポケットにいれて通勤し、昼の時間がある時オニギリを食べ

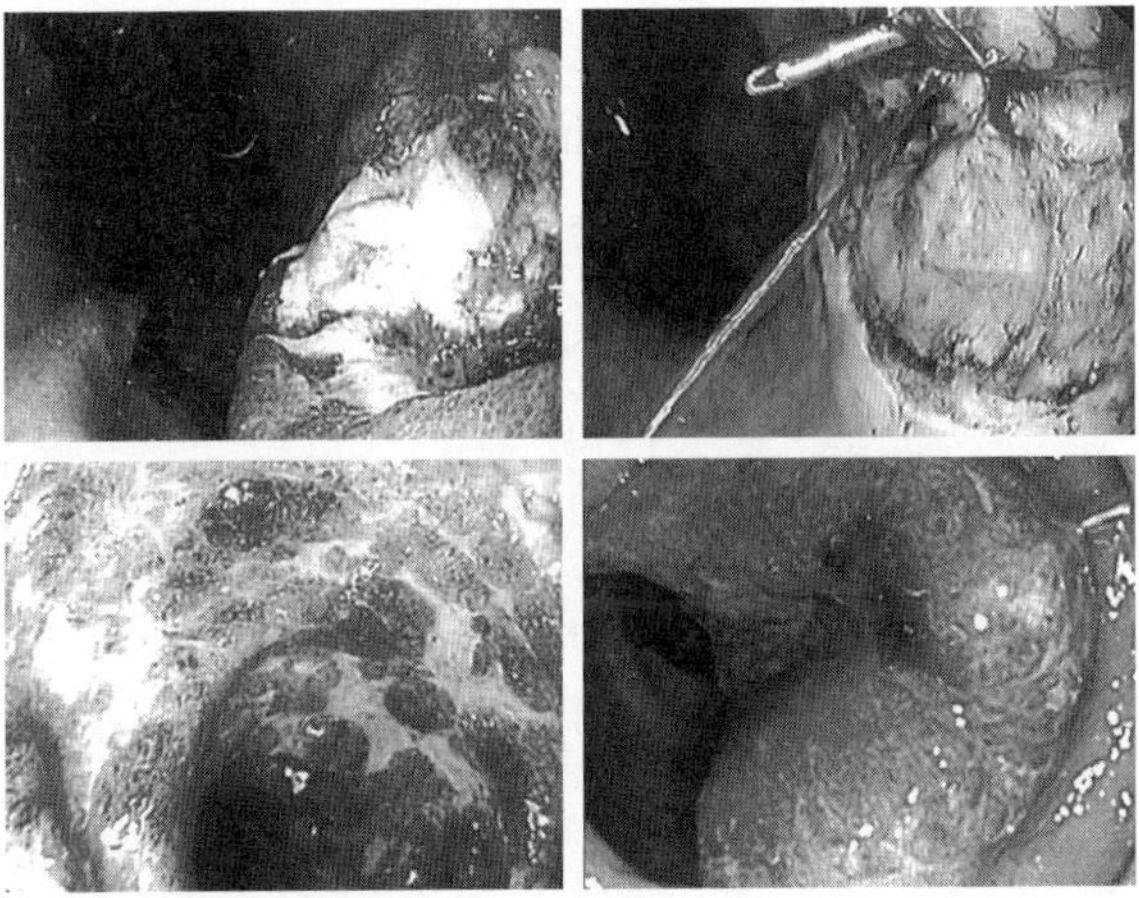

図１　消化器内視鏡の画像

て仕事をしていた。オニギリなら食堂に行ったり時間の制約もなく食べられるので大変便利である。今も続けている。栄養学的には問題があるかもしれないが女房としては楽なようだ。

病棟に上がると、午前中に看護師さんが検温に回ってくれているので、その所見をみせてもらうことになる。すぐに処置等が必要でなければ内視鏡室に戻って今度は内視鏡検査となる。15時過ぎなので行うのは大腸内視鏡検査が主で、その他は内視鏡治療、小腸内視鏡、注腸造影、ＥＲＣＰ、静脈瘤、イレウス管挿入等消化器関連の処置がほとんどだ。さらに吐血、下血などの緊急内視鏡検査も入ることもしばしばであった。通常のルーチンの内視鏡検査は金曜日に行った。

検査、処置が終了すると、もう17時か18時である。この時間になるといろいろな院内委員会の会議が目白押しである。これらの委員会は急性期病院では国から義務づけられた制度で、患者さんを診る医療とは別の医療で、年間にすると大変な時間を費やしていることになる（しかし、これは診療報酬には反映されていない）。時には内視鏡の最中に会議の時間となり、検査を一時中止し、患者さんには検査室で待ってもらって会議終了後検査を再開することさえあった。

検査、処置が終わって19時ごろから病棟回診である。20人位の入院患者だとゆっくり話を聞く時間はないが、それでも一人5分位かけても単純に１００分ということになる。回診が終わるのが20時半か21時である。それから検査、点滴などの指示を書くともう22時である。

自分の部屋に戻って一息入れるともう何もする気力もない。しかし、学会、研究会発表、論文執筆、看護学校講義などの準備が残っている。締切まで時間があれば帰宅するが、時間が押し迫っていると、それから「仕事」である。大体午前1時〜2時までかかるので帰宅は不可能となり、そのまま教授室で寝ることになる。週1、2回は病院に泊まっていた。

休日は病院に着くのは同じ時刻だが、外来・検査がないのでゆっくり回診ができた。患者さんと一番話ができるのは休日である。休日の回診はゆっくりするから午前7時頃から始まり9時あるいは10時頃終了する。

回診が終わって医局にもどり新聞をよむのが至福の時であった。ひと休みしてから病理の部屋に行って消化器の病理標本を診るのが大好きである。その後女房を呼んで病院近くで昼食をとり、そのまま一旦帰宅し昼寝をし、夕方病院に戻る。家族への説明、検査承諾書（いわゆるインフォームドコンセント）はこの時間が多かった。その後もう1度回診し教授室にもどり残った「仕事」をすませ、21時ごろ帰宅する生活であった。

これに春と秋には学会が入るから大変である。学会も発表や、司会、座長の指名がなければ原則として出席しないことになってしまった。

実はこれが大きな問題で、学会に出席できないと、現在消化器では何がトピックスで、何がどう変化しているかを知ることができなくなってしまう。学会出席中にも常に携帯電話を肌身離さず持っていなければならない。いつ電話がかかってくるか気にしているのはかなりのストレスである。もちろん普通の日もまったく同じであるが……。

学会ではいくつかの思い出がある。神戸で行われたＤＤＷ（Digestive Disease Week―一般社団法人「日本消化器関連学会機構」）は水、木、金、土の４日間で行われた（現在は木、金、土、日に変わった）。ＤＤＷとは消化器関連のいくつかの学会が一緒に開催されるというものである。

その年はたまたま私は水曜日の消化器病学会と土曜日の内視鏡学会の両方の座長に指名された。病棟には重症ではないが、いつ急変してもおかしくない患者がいた。

そのため水曜日の朝一番で熱海を出て、昼ごろ神戸の会場につき座長をつとめてすぐに熱海に戻った。土曜日も全く同じで早朝熱海をでて夜に戻った。結局学会4日間で神戸には1泊もせず、2往復した。

また別の名古屋の学会の時はシンポジウムの司会をしている時すなわち檀上に座っているとき胸の携帯がプルンプルンと震えた。着信をみると病棟からで、会場が暗くなって演者が発表を始めてから檀上を降りて病棟に連絡した。

こんなことで、忙しすぎて休むことができずストレスがたまっていく一方だった。さりとて、学会に出席しないと、学問の上で取り残されてしまう。もうこんな生活はごめんだと思った。

最後の理由は今の医師としての生活に関係することである。

国際医療福祉大学熱海病院は急性期病院である。国の方針として急性期病院は「急性期の治療が終了したら早く家に帰しなさい」というものである（図2）。

私は消化器内科が専門であるが、どういうわけか「なんでも屋」で、消化器疾患以外に脳梗塞、心不全、呼吸不全、腎不全などの患者も多かった。また、消化器の疾患は落ち着いているのに他の疾患を合併してくる患者も多かった。

そんななかには、いわゆる寝たきりで家で面倒をみるのは無理という患者もいた。また消化器だから悪性腫瘍の患者も多く、末期でもう抗がん剤使用の段階は過ぎ、癌に対する治療は無理な患者も多かった。

このような患者さん達は救急病院では早く自宅あるいは他の施設に転院するように勧められる。この考えはもちろん仕方のないことである。

たとえば、癌の末期で終末期と診断された患者が入院していれば、そのベッドは使えない。しかし、現実の救急病院では治療で助かる可能性のある患者が毎日のように救急車で搬送されてくる。時にこのような助かる可能性のある患者も「満床」「ベッドがない」という理由で断ることもあった。

これは本来の救急病院の役割からしたら、あってはならない事態である。そのためには、空けられるベッドは空ける必要がある。したがって、治療の無理な患者さんや

■図2

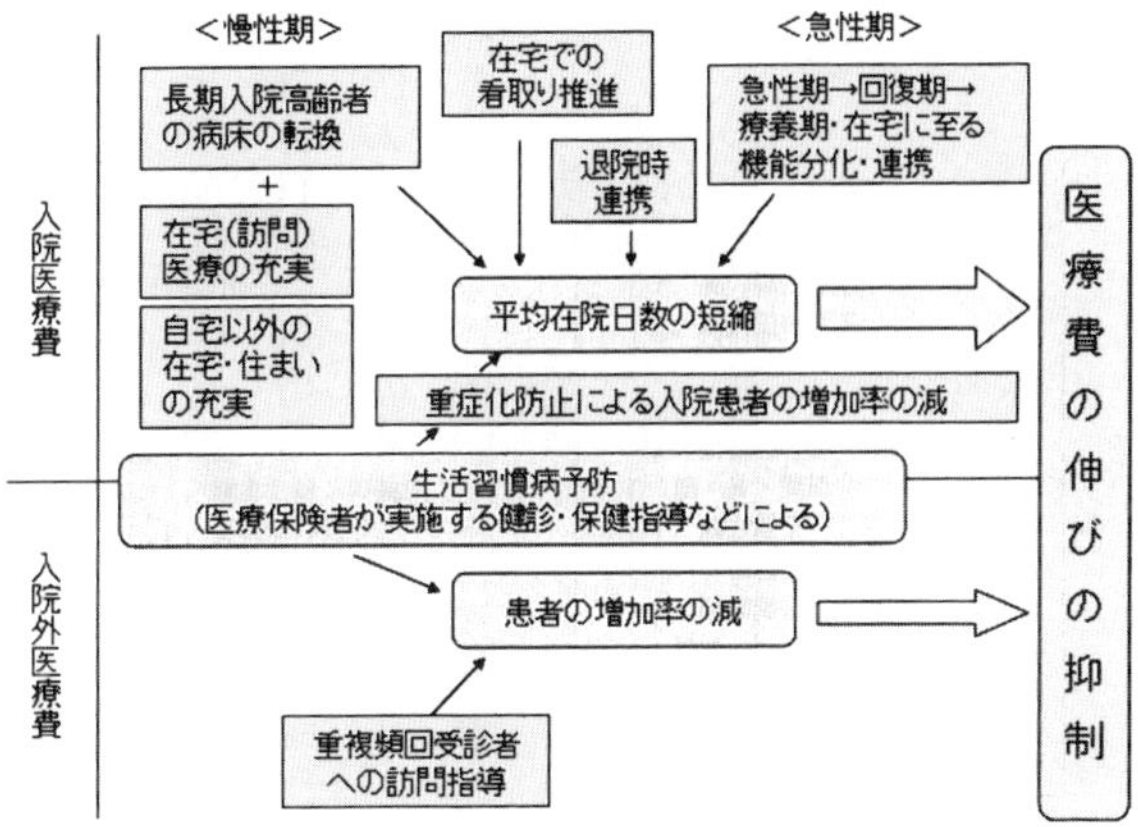

診療報酬改定(厚生労働省　平成26年)

寝たきりの患者さんには他の施設に移ってもらうことは致し方ないことである。

また、現在の診療報酬制度ではこのような患者さんが長期入院すると病院の経営は苦しくなるようになっている。病院幹部としての立場からは早く転院させなくてはならない。

しかし、個人的には医師―患者―患者家族の関係からは最期まで看てやりたいと思う気持ちが強かった。患者さんに「最期は診てください」家族から「最後までお願いします」といわれるとなかなか転院してくれと言えない……。

それでも心を鬼にして、「違う施設でゆったりと診てもらったら？」と転院をすすめた。その「転院させた」患者家族から後日「亡くなりました」と電話が入ると、何ともやりきれない気持ちで一杯になった。

東京医大時代、口の悪い後輩は「仏の川口」といったくらい、昔から癌の末期を担当することが多く、書いた死亡診断書の枚数は数えきれないほどだ。

やはり、患者さんが信頼して「命を預けます」といわれたら、最期まで診てやりたいという気持ちが強くなっていく。

これらの理由で、私は国際医療福祉大学熱海病院を辞める決心をしたのである。

Ⅱ　高齢者医療への道のり

高齢者医療の現場へ

いろいろな経緯で、ゆうゆうの里診療所に赴任することになった。

最初に老人ホームゆうゆうの里のシステムについて、私の知る範囲での医療・介護体制を説明しておく。恥ずかしい話であるが、4年たってもまだ充分に分かっていない事が多いのも事実で、本当のところは違うということもあるのを差し引いて読んでいただきたい。入居者は基本的に「自立型」なので、何でもできるというのが建前である。そして、入居後に介護が必要となっても、同じ施設の中で、最期まで介護を受けることができるのである。

したがって、入居時に持病があったり、入居後に健康問題が生じたりしても、本人の自由意思でかかりつけ医を捜していただく。近くの総合病院にかかったり、近くの開業医にいったり、あるいは、転居前の医療機関に継続してかかる人もいる。しかし、多くの入居者は「併設された」当診療所にかかっている。この人たちを私が診ることになる。医療のことは後で徐々に分かってもらえるので、主として、介護のことについて述べておく。

多くは一人入居である。夫婦で入居している人達もいる。食事は食堂で食べてもいいし、自炊でもいい。入浴も大浴場（温泉）でもいいし、各室の風呂でもかまわない。食事、入浴以外の日常生活も自由である。ゆうゆうの里の中には、いろいろなサークルがあり、自分の好きなサークルに入って楽しんでいる人が多い。何か病気になり、動けなくなったりすると、職員（生活サービス課）に連絡すると手助けしてくれる。本人の希望する医療機関へ送迎してくれるし、病気で食事ができなければ、食堂から食事を部屋に配膳してくれる。突然の発熱などがあると、当診療所に連れてきてくれる。私が診てクスリを処方したり、日常生活の注意を伝えると、職員がまるで家族のように世話を焼いてくれる。生活サービス課、事務課、食事サービス課など、全ての職員はまるで家族のように手助けをしてくれる（24時間365日）。

年齢とともに体が動かなくなったりして、介護が特に必要な人はケアセンターという建物があり、そこで手厚い介護を受けることができる（ケアサービス課）。このような人の中で、医療にかかる必要がある人で、近くがいいという人が、当診療所に通院し、必要があれば入院もできる体制である。当診療所への通院も、歩行困難な人には車イスで送り迎えもしてくれるし、入院しても身の回りの必需品なども、本人の希望に沿って職員が揃えてくれる。入院中の患者さんが、検査などで他院受診が必要になっても、車で送迎してくれる（手続きもしてくれる）。車も普通車から、車イスで乗れる車、ストレッチャーごと乗れる車などが用意されている。「家族に迷惑をかけたくない」理由でここに入居した人たちにとって、「家族」と同様の面倒みてもらえる施設である。

次に診療所の状況について書いてみたい。

当初、私は、高齢者相手の医療だから話を聞くことが主だと考えていた。外来は一日10〜20人で、いろいろ話を聞いてやればいい、そしてまた話しに来てもらえばいい。病棟はいわゆる「寝たきり」の患者で特別な治療も必要なく、一日一回回診すれば充分だろうと予想していた。

私が正式に勤務に入ったのは平成23年5月1日である。4月30日は土曜日で前の国際医療福祉大学熱海病院の外来日であった。外来が終わって、その日は熱海に泊まって5月1日（日曜日）の朝、ゆうゆうの里診療所に入った。

そこには当直の先生がいて、今日は仕事をしなくていいという。日曜日で、外来はないから…とのこと。その日は入院患者四人を診察して帰宅した。

翌日の5月2日（月曜日）、午前8時ごろ診療所に行った。入院患者を診て、外来へ。外来も九時半からだから時間が少し余った。

9時半になり、外来が始まった。すると約20人ほどの患者がきた。多くは血圧、糖尿病、腰が痛い、膝が痛いなどであった。想像していたよもやま話など全くなし。血圧を測って、薬を処方しての作業。11時半には終了したが、何だか勝手が違う。

一休みして、午後もう一度病棟を診たが特に変わったことはなし。回診が終わるとすることがなく、引っ越したばかりなので本の整理などをして時間をつぶし、午後5時過ぎには帰宅。

翌5月3日から5月5日までは連休。休診日だ。当直の先生もいる。一応病棟には顔を出したが特別なことはなし。することもないので本や資料の整理、近くの散策で時間をつぶす。こんなゴールデンウィークは医師になって初めての経験で逆に怖い感じがした。

そんな状況でゆうゆうの里の診療は始まった。診療をしているとかなり器質的疾患が隠されている患者がいることに気がついた。比較的元気な人は、施設の近くのクリニックに精査をお願いすることにした。

そうすると、いろいろと病気がみつかってくる。そうするうちに、中には具合が悪くなり入院が必要な人もでてきた。当初中核病院にお願いすればいいと思っていたので、紹介状を書いて送っていた。

中核病院も急性期の治療が終わると退院の許可がでる。しかし、居室では介護しきれないため、診療所入院となる。そんな人をみているうち、中核病院にお願いするのもいいが、本人が望むならここで最期まで診てあげよう、あるいは、この程度ならここでも治療できる、という症例も増えてきた。

そうしているうちに、ここでどこまでの医療を行えばいいのか迷ってしまった。何でも中核病院に依頼すればそれは楽だ。しかし、救急病院にいた時のことを思うと、この状態で救急病院にお願いするのは失礼ではないかとも思うようになってきた。

そこで、救急病院で急性期治療の終わった人、年齢、全身状態からして積極的治療が不可能な人、末期癌、そしていわゆる終末期の人などを診療所で診ることとし、さらに「ゆうゆうの里で死にたい」と明確な意思表示をしている人たちを診るようした。

最初に看護師たちに宣言したのは「他院入院患者が退院ＯＫといわれて、生活サービス課が診れないと言った患者は診療所で診る。退院許可が出たらすみやかに受け入れる」であった。

こうして私は、本格的に高齢者医療に携わるようになった。

高齢者人口の現在と将来

「少子高齢化」という言葉が毎日のように新聞、テレビ、雑誌でいわれている。字の如く子供が少なくなって、高齢者人口の割合が増加することである（表1）。

平成26年の年齢構成をみると年少人口（0～14歳）が12・9％、生産年齢（15～64歳）62・1％、老年人口（65歳以上）25・1％である（表2）。人口ピラミッド（表3）にしてみると65～66歳のところが最も幅が広く、若いほど狭くなる逆ピラミッド形である。私は昭和23年生まれであるからこの最も幅が広い所に位置する。

我々が生まれた頃は「ベビーブーム」と呼ばれ、小学校、中学校ではすしづめ教室、大学受験の時は受験戦争、社会にでたら役職につけなかった。そして今は定年退職し、第2の人生に足を踏み入れ、これから年をとると年金をもらえず、介護も受けられな

■表１：高齢化の推移と将来設計

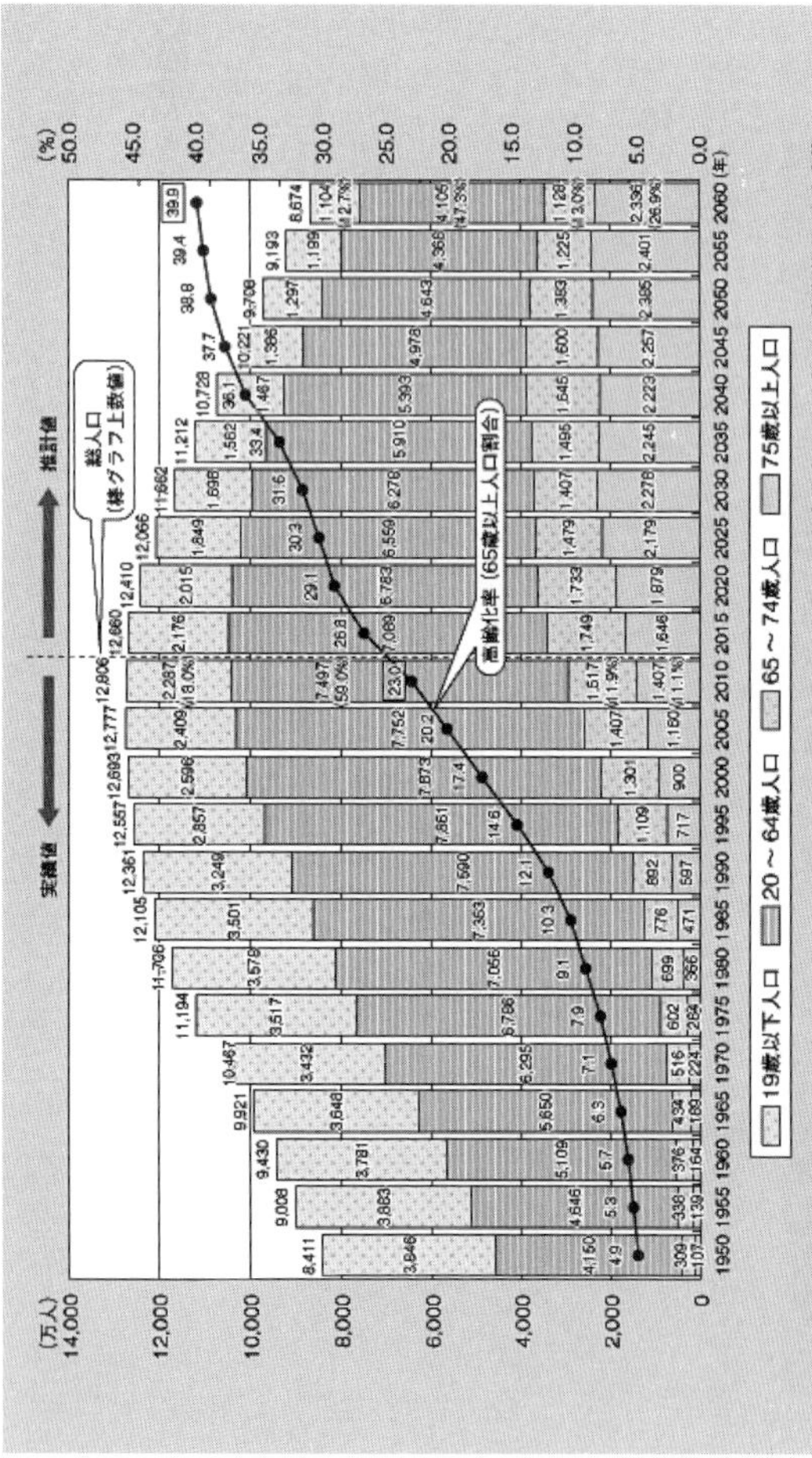

資料：2010年までは総務省「国勢調査」、2015年以降は国立社会保障・人口問題研究所「日本の将来推計人口（平成24年1月推計）」の出生中位・死亡中位仮定による推計結果
（注）1950年～2010年の総数は年齢不詳を含む

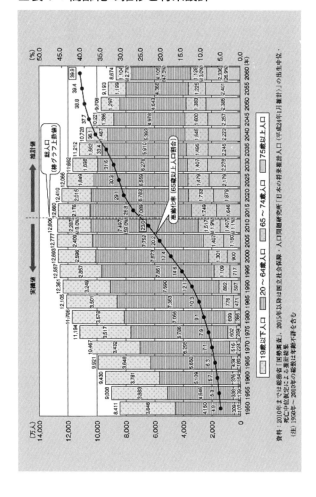

■表2：老年人口（65歳以上）は25・1％

第2章　人口・世帯

2−1　人口の推移と将来人口

年次	総人口（1,000人） 総数	#日本人	男	女	人口密度（人／km²）	対前年増減率（人口1,000につき）	人口増減（1,000人） 1) 増減数 2)	自然増減	出生児数	死亡者数	社会増減	年齢3区分別人口（1,000人） 3) 0〜14歳（年少人口）	15〜64（生産年齢人口）	65歳以上（老年人口）	年齢3区分別人口構成比（%） 4) 0〜14歳（年少人口）	15〜64（生産年齢人口）	65歳以上（老年人口）	年次
大正 9 年	55,963	...	28,044	27,919	146.6	...	...	...	...	...	...	20,416	32,605	2,941	36.5	58.3	5.3	大正 9 年
14	59,737	...	30,013	29,724	156.5	14.6	861	913	2,148	1,235	−1	21,924	34,792	3,021	36.7	58.2	5.1	14
昭和 5 年	64,450	...	32,390	32,060	168.6	15.6	989	950	2,135	1,185	53	23,579	37,807	3,064	36.6	58.7	4.8	昭和 5 年
10	69,254	...	34,734	34,520	181.0	13.8	945	1,012	2,182	1,170	−92	25,545	40,484	3,225	36.9	58.5	4.7	10
15	a) 71,933	...	a) 35,387	a) 36,546	188.0	7.8	553	886	2,110	1,224	−273	b) 26,369	b) 43,252	b) 3,454	36.1	59.2	4.7	15
20	c) 72,147	...	...	...	195.4	d) −22.9	d) −1,691	−245	1,902	2,147	−1,462	26,477	41,821	3,700	36.8	58.1	5.1	20
25	84,115	82,672	41,241	42,873	226.2	17.4	1,419	1,532	2,447	915	31	29,786	50,168	4,155	35.4	59.6	4.9	25
30	90,077	88,678	44,243	45,834	242.1	11.7	1,036	1,061	1,769	708	−5	30,123	55,167	4,786	33.4	61.2	5.3	30
35	94,302	92,841	46,300	48,001	253.5	8.4	777	911	1,624	713	−50	28,434	60,469	5,398	30.2	64.1	5.7	35
40	99,209	97,681	48,692	50,517	266.6	11.3	1,093	1,099	1,811	712	4	25,529	67,444	6,236	25.7	68.0	6.3	40
45	104,665	104,061	51,369	53,296	281.1	11.5	1,184	1,211	1,932	721	10	25,153	72,119	7,393	24.0	68.9	7.1	45
50	111,940	111,297	55,091	56,849	300.5	12.4	1,367	1,242	1,948	707	−3	27,221	75,807	8,865	24.3	67.7	7.9	50
55	117,060	116,391	57,594	59,467	314.1	7.8	906	894	1,616	722	8	27,507	78,835	10,647	23.5	67.4	9.1	55
60	121,049	120,328	59,497	61,552	324.7	6.2	744	714	1,452	738	13	26,033	82,506	12,468	21.5	68.2	10.3	60
平成 2 年	123,611	122,721	60,697	62,914	331.6	3.3	406	417	1,241	824	2	22,486	85,904	14,895	18.2	69.7	12.1	平成 2 年
7	125,570	124,428	61,574	63,996	336.8	2.4	305	297	1,222	925	−50	20,014	87,165	18,261	16.0	69.5	14.6	7
12	126,926	125,613	62,111	64,815	340.4	2.0	259	226	1,194	968	38	18,472	86,220	22,005	14.6	68.1	17.4	12
16 5)	127,787	126,266	62,380	65,407	342.7	0.7	93	103	1,126	1,024	−35	17,734	85,077	24,876	13.9	66.6	19.5	16
17	127,768	126,205	62,349	65,419	342.7	−0.1	−19	9	1,087	1,078	−53	17,521	84,092	25,672	13.8	66.1	20.2	17
18 5)	127,901	126,286	62,387	65,514	343.0	1.0	133	1	1,091	1,090	1	17,435	83,731	26,604	13.6	65.5	20.8	18
19 5)	128,033	126,347	62,424	65,608	343.3	1.0	132	−2	1,102	1,104	4	17,293	83,015	27,464	13.5	65.0	21.5	19
20 5)	128,084	126,340	62,422	65,662	343.5	0.4	51	−35	1,108	1,142	−45	17,176	82,300	28,216	13.5	64.5	22.1	20
21 5)	128,032	126,343	62,358	65,674	343.3	−0.4	−52	−59	1,087	1,146	−124	17,011	81,493	29,005	13.3	63.9	22.7	21
22	128,057	126,382	62,328	65,730	343.4	0.2	26	−105	1,083	1,188	0	16,803	81,032	29,246	13.2	63.8	23.0	22
23	127,799	126,180	62,184	65,615	342.7	−2.0	−259	−180	1,073	1,253	−79	16,705	81,342	29,752	13.1	63.6	23.3	23
24	127,515	125,957	62,029	65,486	341.9	−2.2	−284	−205	1,047	1,251	−79	16,547	80,175	30,793	13.0	62.9	24.1	24
25	127,298	125,704	61,909	65,388	341.3	−1.7	−217	−232	1,045	1,277	14	16,390	79,010	31,898	12.9	62.1	25.1	25
						将	来			人	口							
27	126,597	...	61,499	65,098	...	−2.8	−351	−359	952	1,311	...	15,827	76,818	33,952	12.5	60.7	26.8	27
32	124,100	...	60,146	63,954	...	−4.7	−589	−599	836	1,435	...	14,568	73,408	36,124	11.7	59.2	29.1	32
37	120,659	...	58,337	62,322	...	−6.1	−744	−756	780	1,537	...	13,240	70,845	36,573	11.0	58.7	30.3	37
42	116,618	...	56,253	60,364	...	−7.2	−847	−862	749	1,610	...	12,039	67,730	36,849	10.3	58.1	31.6	42
47	112,124	...	53,980	58,144	...	−8.2	−931	−944	712	1,656	...	11,287	63,430	37,407	10.1	56.6	33.4	47
57	102,210	...	49,131	53,079	...	−9.9	−1,023	−1,030	612	1,642	...	10,116	53,531	38,564	9.9	52.4	37.7	57
67	91,933	...	44,140	47,794	...	−11.1	−1,030	−1,038	512	1,550	...	8,614	47,063	36,257	9.4	51.2	39.4	67
77	81,355	...	38,935	42,420	...	−13.2	−1,092	−1,099	456	1,555	...	7,354	41,132	32,869	9.0	50.6	40.4	77
87	70,689	...	33,901	36,788	...	−14.1	−1,013	−1,013	396	1,409	...	6,495	35,329	28,865	9.2	50.0	40.8	87
97	61,434	...	29,515	31,919	...	−13.9	−863	−865	335	1,200	...	5,594	30,482	25,358	9.1	49.6	41.3	97
107	53,322	...	25,585	27,737	...	−14.3	−773	−775	294	1,068	...	4,788	26,627	21,907	9.0	49.9	41.1	107
117	46,098	...	22,120	23,979	...	−14.5	−678	−679	256	935	...	4,187	22,921	18,991	9.1	49.7	41.2	117

大正9年〜平成12、17、22年は国勢調査（昭和20年は人口調査）による人口（総人口に年齢不詳を含む）。平成16、18〜21、23〜25年は国勢調査人口を基礎とした10月1日の推計人口。昭和20〜45年は沖縄県を除く（昭和25年以降は総人口の総数、男女及び年齢3区分別人口には沖縄県を含む。ただし、昭和25年の年齢3区分別人口は沖縄県を除く）。将来人口は、平成22年国勢調査人口等基本集計結果及び同年人口動態統計の確定数が公表されたことを踏まえた、国立社会保障・人口問題研究所による各年10月1日の中位推計値。人口密度は、国勢調査年以外は「全国都道府県市区町村別面積調」を用いて算出した。昭和20年以降の人口密度計算に用いた面積は歯舞群島、色丹島、国後島、択捉島及び竹島を除く。 1) 前年の10月からその年の9月末までの数値。ただし、将来人口の自然増減、出生児数、死亡者数については各年1〜12月の数値。 2) 大正9年〜平成21年は各回国勢調査間の補正数を含む。 3) 昭和25、30、50、55、60年及び平成2、7、12、17、22年は年齢不詳を除く。 4) 大正9年〜平成12年、17、22年は分母から不詳を除いて算出。 5) 総人口は、国勢調査及び人口動態統計の値を用いて算出した補正人口。総人口以外は補正前数値のため総数に一致しない。 a) 国勢調査による人口73,114,308から海外にいる軍人・軍属の推計数1,181,000を差し引いた補正人口。 b) 外国人を除く。 c) 11月1日現在の人口調査による人口71,998,104に軍人・軍属及び外国人の推計人口149,000を加えた補正人口。 d) 沖縄県を除く昭和19年人口73,839,000により算出。

資料　総務省統計局統計調査部国勢統計課「国勢調査報告」「我が国の推計人口」「人口推計年報」
　　　国立社会保障・人口問題研究所「日本の将来推計人口（平成24年1月推計）」

年齢3区分別人口（1,000人） 3) 0〜14歳（年少人口）	15〜64（生産年齢人口）	65歳以上（老年人口）	年齢3区分別人口構成比（%） 4) 0〜14歳（年少人口）	15〜64（生産年齢人口）	65歳以上（老年人口）	年次
16,705	81,342	29,752	13.1	63.6	23.3	23
16,547	80,175	30,793	13.0	62.9	24.1	24
16,390	79,010	31,898	12.9	62.1	25.1	25

■表3：我が国の人口ピラミッド（平成26年10月1日現在）

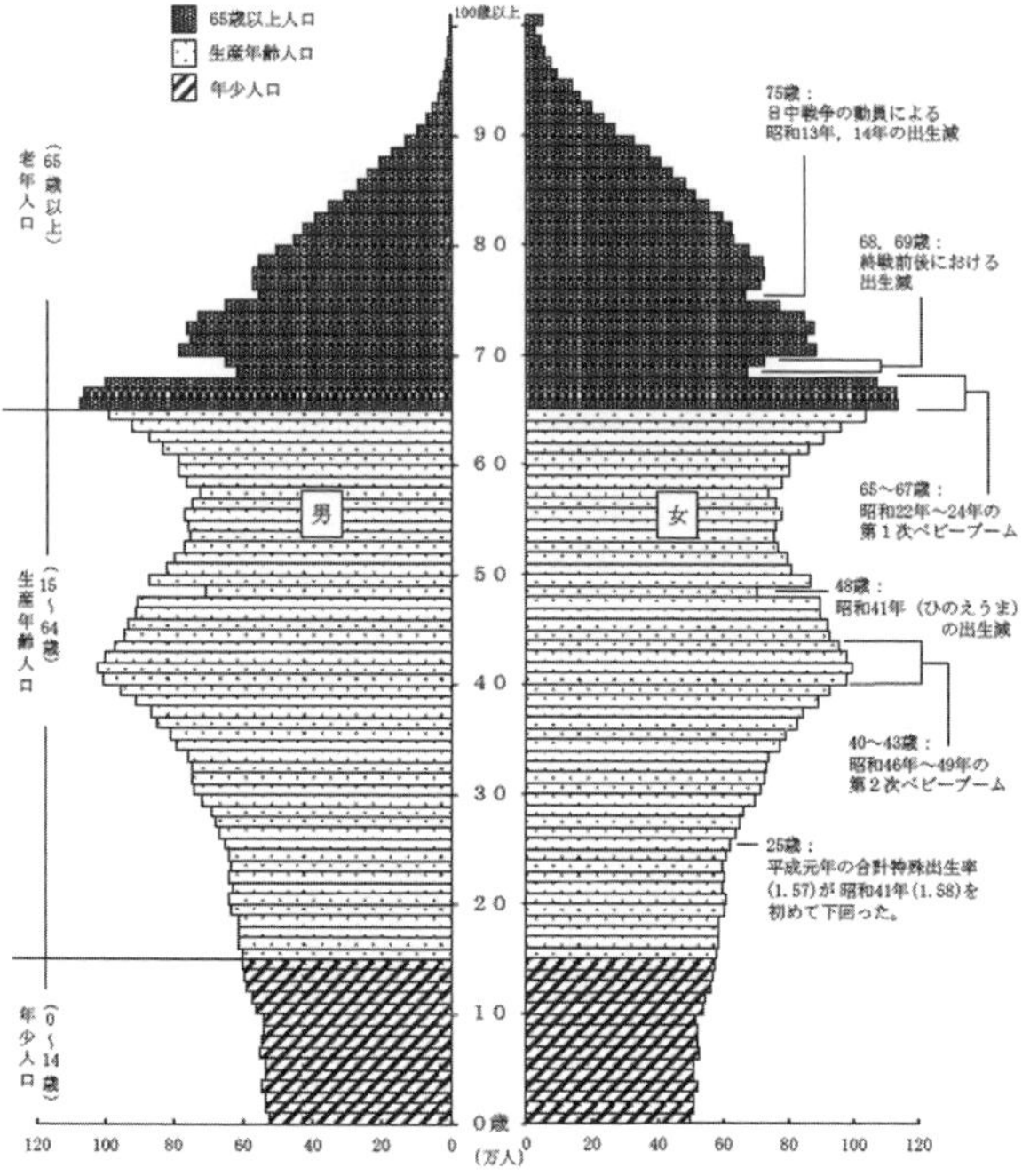

いという年代である。

日本人の平均寿命（0歳時の平均余命）は伸びており、女86歳、男80歳の時代である。したがって今後ますます老年人口が増えると予想される。総務省が推測する将来の人口構成は表1のようである。

すなわち全人口に占める老年人口（総務省は65歳以上を老年、厚生省は高齢者と表現する）の割合（＝高齢化率）は高まり２０２５年ごろには30％以上になり、３人に1人は高齢者という時代がくる（表1）。全人口に対する65歳以上の割合が7～14％を高齢化社会といい、14～21％を高齢社会という。

現在の日本の高齢化率は約25％であり、すでに超高齢社会になっている。

高齢者が増えると何が問題か

高齢者が増え、それを支える人口が増えないと何が問題か？

社会生活のあらゆる場で問題が生じると思うが、今回は私が関係する、医療、介護の面だけをとりあげたい。結論からいうと、

①医療費がかかる

②死亡者数が増加する

の2点に集約される。

高齢になると「ヒト」は生物であるから老化し、最後は必ず死ぬ。老化は病気ではないといえど、いろいろな障害が生じる。医学的にはどうにもならない事が多々あるにもかかわらず、人間は病院にかかれば何でも元通りになると信じ受診する。そしてほとんどの場合において、動脈硬化などに基づく病気も有していて、対症的にならざるを得ない。すなわち「治る」ことは極めて稀なのである。

そうすると医療を提供する側は「年ですから」と内心思いながらも、検査をすすめたり、多くの薬を処方する。何種類もの薬を服用していることは決して稀ではなく、むしろ普通のことであり、医療費は膨大な額になる。

■表4：平成26年度　医療費39兆9556億円（1.8%増）

一人当たり医療費	31万4千円
75歳未満	21万1千円
75歳以上	93万1千円

診療別

医科入院	16兆円（40.2%）
医科外来	13兆8千億円
調剤	7兆2千億円
歯科	2兆8千億円

平成27.9.4　厚生労働省（サンケイ新聞）

厚生労働省発表の最近のデータでみてみると、国民医療費は２０１２年に38兆４０００億円で、そのうち75歳以上の人にかかる割合が11・９％である。さらに２０２５年には国民医療費は54兆円、そのうち75歳以上の後期高齢者に18・１％の医療費がかかるとの計算である。

一番最近のデータを見てみる（表４）と、平成27年９月に厚生労働省から公表された、平成26年度の医療費は39兆９５５６億円で、医科入院が16兆円で全体の40％を占める。医科外来が13兆８千億円で、両者を合わせると医療費の約75％を占める。一人当たり

■表５：安倍首相 施政方針演説（2014年1月24日）

4. 社会保障の強化

社会保障関係費が初めて30兆円を突破しました。少子高齢化の下、受益と負担の均衡が取れた制度へと、社会保障改革を不断に進めます。ジェネリック医薬品（後発医薬品）の普及を拡大します。

生活習慣病の予防・健康管理なども進め、毎年1兆円以上増える医療費の適正化を図ってまいります。

所得が低い世帯の介護保険や国民健康保険などの保険料の軽減します。地域において、お年寄りの皆さんが必要としている、在宅での医療・介護サービスなどを充実してまいります。

の医療費は31万4千円であるが、75歳未満21万1千円に対し、75歳以上では93万1千円で、約4倍も医療費がかかっている。

そのため国の施策として医療費の抑制の方向に舵をきるのは致し方ない。安倍首相の2014年1月の施政方針演説（表5）でも「受益と負担の均衡の取れた制度へと、社会保障制度改革を不断に進める」「毎年一兆円以上増える医療費の適正化を図る」と述べている。

その具体的方法として在宅医療の充実、患者自己負担額増加などがあげられている（表6）。その結果現場で起こることは、病

■表６：医療費抑制策

1．患者自己負担の増加
2．保険料や税の増額
3．診療報酬点数の減額
4．ジェネリック医薬品の推進
5．病床への長期入院を減らす
6．診療報酬の包括払いの導入
7．医療費の総額管理制度の導入

院での長期入院ができなくなり、入院して急性期治療が終わると退院を強く勧められることになる。

しかし少子化のため高齢者の面倒をみる人がいないという現実もある。現在一世帯あたりの人口が2・42人である（表7）。例えば80歳代のおばあちゃんが病気になったとする。面倒をみるのは50〜60歳くらいの息子夫婦になる。息子は会社を休むわけにはいかない。会社で重要な位置を占めているし、なにより一家を支えるため働かなければならない。嫁も高校生の子供たちの学費や世話のため、兼業主婦をやらざるを

■表７：一世帯あたりの人口は２・42 人

2－14　都道府県，世帯の種類別世帯数と世帯人員（平成22年）

（単位　1,000）

都道府県	一般世帯 世帯人員別世帯数 総数	1人	2	3	4	5人以上	世帯人員	1世帯当たり人員（人）	施設等の世帯人員
全国	51,842	16,785	14,126	9,422	7,460	4,050	125,546	2.42	2,512

「国勢調査報告」総務省統計局統計調査部国勢統計課

得ない。孫たちも勉強に忙しいし、アルバイトをして親に負担をかけさせまいと頑張っている。

そんな家庭でどうして80歳代のおばあちゃんの面倒を家でみれるか？　おばあちゃんの状態にもよるが、24時間３６５日面倒をみるのは至難の業であり、嫁は疲れ果て家庭崩壊の可能性さえある。

そうなると、多少お金がかかってもどこかで面倒をみてもらいたいと考えるのは仕方のないことで、ここに特別養護老人ホームなど、老人、障害者を受け入れる施設が必要となるのである（表8）。

受け入れ施設不足（表８）ばかりでなく、介護職員不足も深刻な問題である（表９）。介護を必要とする人はウナギ登りに増加するが（表14）、介護職員の増加がそれに追い付かない現状で

足りぬ介護「地方移住を」

10年後、東京圏の需要45%増

創成会議提言

有識者らでつくる民間研究機関「日本創成会議」（座長・増田寛也元総務相）は4日、今後10年で東京など1都3県の「東京圏」の介護需要が45%増えて施設と人材の不足が深刻になるとの推計を発表した。対策として、高齢者の地方移住などを提言。具体的な候補地として医療・介護に余力のある26道府県の全国41地域を挙げた。

▼2面＝老年移住できますか

今回の提言は、少子化と人口減少が止まらず、存続が危ぶまれる全国896の市区町村を「消滅可能性都市」と指摘した昨年の提言に次ぐもの。増田氏は「東京圏」の介護人材不足で、地方から若い人が集まると、地方消滅を加速させる」と指摘した。国が進めている住み慣れた地域で在宅医療や介護で支える体制づくりも「東京圏では難しい」（増田氏）とみて、移住という大胆な提言に至った。

介護や医療の需要は75歳以上の高齢者の増加に伴って増える。厚生労働省の統計をもとに将来人口で推計すると、2025年までの10年間で介護サービス利用者が東京都や埼玉・千葉・神奈川の3県の「東京圏」が45%、近畿36%、北海道32%などと増加する。介護利用者は全国で25年までに168万人、40年までに313万人増える推計だ。

介護施設や高齢者住宅の受け入れ人数は現状では東京区部で大きく不足していて周辺県に移る高齢者もいる。25年になると不足は周辺の埼玉・神奈川県にも広がり、東京圏全体で深刻になると予想されるという。

医療需要を入院患者数で推計すると、25年までに東京圏22%、近畿16%、北海道16%などの増加になった。

東京圏の高齢化問題への対策としては、地方移住のほか、①外国人介護人材の受け入れやロボットの活用②集住化や団地再生、空き家の活用などを提言した。

移住先の候補地を探すため提言メンバーの高橋泰・国際医療福祉大教授が全国を344地域に分け、医療と介護の「余力」を評価。医療は車で1時間以内に行ける急性期病院の人口当たりの過不足、介護は40年時点の介護需要を満たすかで判定し、41地域が「余力がある地域」に該当した。

厚労省は高齢者を地域で支える「地域包括ケア」を進めている。地方移住促進はそれとは違う方向性になるため、医療、介護や自治体関係者からの反発や効果を疑問視する見方もある。（編集委員・浅井文和）

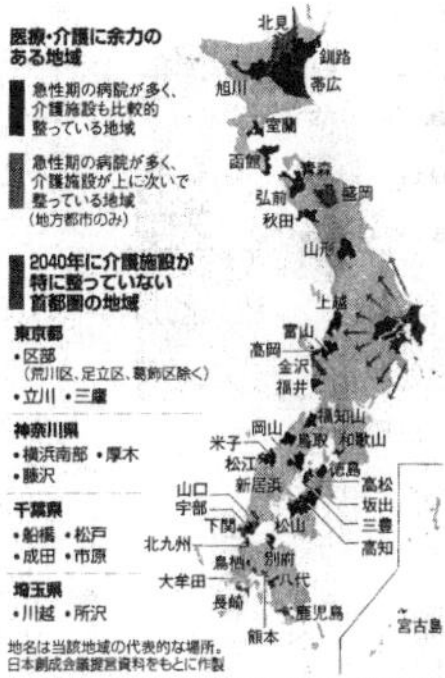

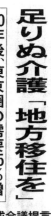

■表8：「足りぬ介護『地方移住を』
—10年後、東京圏の需要45%増」

朝日新聞（2015年6月5日）

ある。その理由はいくつかあるが、経済的問題も無視できない要素である（表15）。２０２５年には約37万人も不足するとの推計さえある（表16）。

加えて、これらの施設が充分な収容能力があるかという問題がある。介護付き有料老人ホーム、グループホームなどあるが、入居金、維持費など、やはりある程度、金額と介護を含めた生活補助内容と関係があるのが現実である。老人施設に入るには

■表９：介護の担い手と介護職員の見通し

○　2007年から2025年にかけて、生産年齢（15～64歳）人口は約15％減少し、労働力人口も約5～13％程度減少すると見込まれる。一方、必要となる介護職員数は倍増すると推計される。
○　この結果、現行のサービス水準を維持・改善しようとする場合、労働力人口に占める介護職員数の割合は、2007年から2025年にかけて、倍以上になる必要があると見込まれる。

生産年齢人口、労働力人口、必要介護職員数の見通し（試算）

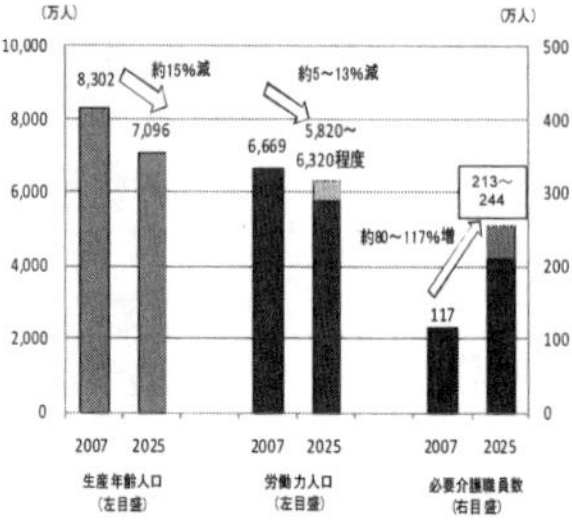

労働力人口に占める介護職員の割合

	2007年	2025年
介護職員数	117.2万人	213～244万人
労働力人口	6,669万人	5,820～6,320万人
割合	1.8％	3.4～4.2％

（資料出所）国立社会保障・人口問題研究所「日本の将来推計人口（平成18（2006）年12月推計）」、雇用政策研究会「労働力人口の見通し（平成19年12月）」、社会保障改革に関する集中検討会議（第10回）「医療・介護に係る長期推計」、総務省「労働力調査」、「人口推計」、厚生労働省「介護サービス施設・事業所調査」

注）2025年の生産年齢人口は出生中位（死亡中位）推計の値。労働力人口は2017年から2030年の「労働市場への参加が進んだケース」と「進まないケース」が平均的に減少すると仮定して試算したもの。2025年の介護職員数は「医療・介護に係る長期推計」の現状投影シナリオ及び改革シナリオ（パターン1）の値。

綿密な調査が必要である。

老人施設入所の費用に加え医療費もかかる。高齢者は多くの病気を合併していることが多い（多くは動脈硬化に由来し、高齢化とともに表れてくるものである）ので、国として医療費がかかると同時に各個人にも相当の自己負担がかかる。これは結局息子たちの負担になる。いずれにしろ「高齢者には金がかかる」ということにつきる（表4）。

高齢者が増えると当然のことであるが死亡する人も増える。平成25年現在、年間約120万人が亡くなっている。これが平成52年には160万人が死亡すると推定されてい

■表 10：今後の我が国の人口構造の急激な変化

○「日本の将来推計人口（平成18年12月）」（中位）によれば、2055年の高齢化率は現在の2倍（40.5%）、生産年齢人口（15～64歳）も現在の2分の1近くに急激に減少する。

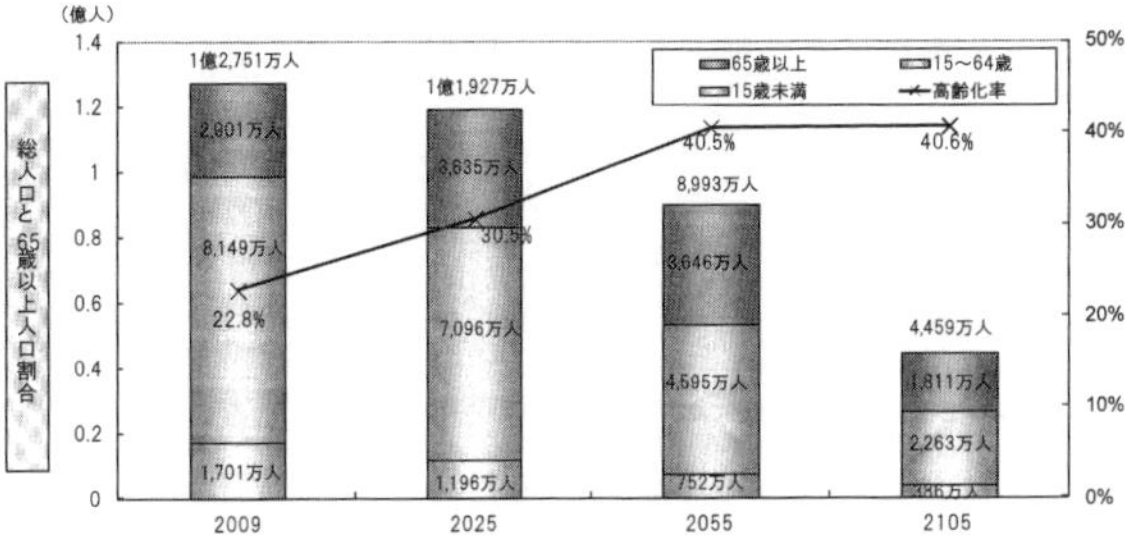

資料出所：国立社会保障・人口問題研究所「日本の将来推計人口（平成18年12月推計）」（出生中位、死亡中位の場合）

る（表17）。現在より40万人以上死亡数が増加ということになる。いま、この人たちがどこで死ぬかが問題となっている。

急性期病院は急性期治療を行うが、最期を看取ることはしない方向である。したがって自宅や老人保健施設が最期の場所となることが多くなる（長期療養型病院病床数も削減される）。

現在の死亡場所をみると２００５年には病院での死亡が79・8％であったが、その後徐々に減少し、自宅あるいは老人ホーム、介護施設が増加している。今後は老人福祉施設や民間の老人ホームでの死亡が増えると思われるし、国もその方向を目指している（表18、19）。

■表 11：介護保険事業状況報告（年報）のポイント（平成 25 年）

1　第１号被保険者数

（２５年３月末現在）　　（２６年３月末現在）

３，０９４万人　⇒　３，２０２万人　（対前年度 ＋１０８万人、＋３.５%増）

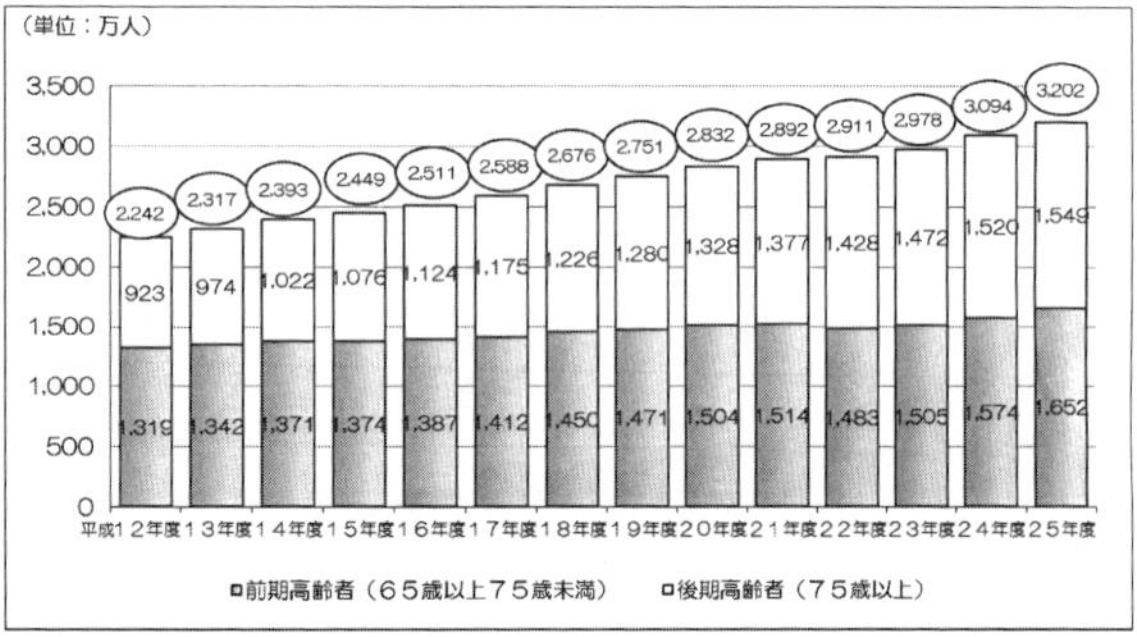

2　要介護（要支援）認定者数

（２５年３月末現在）　　（２６年３月末現在）

５６１万人　⇒　５８４万人　（対前年度 ＋２３万人増、＋４.０%増）

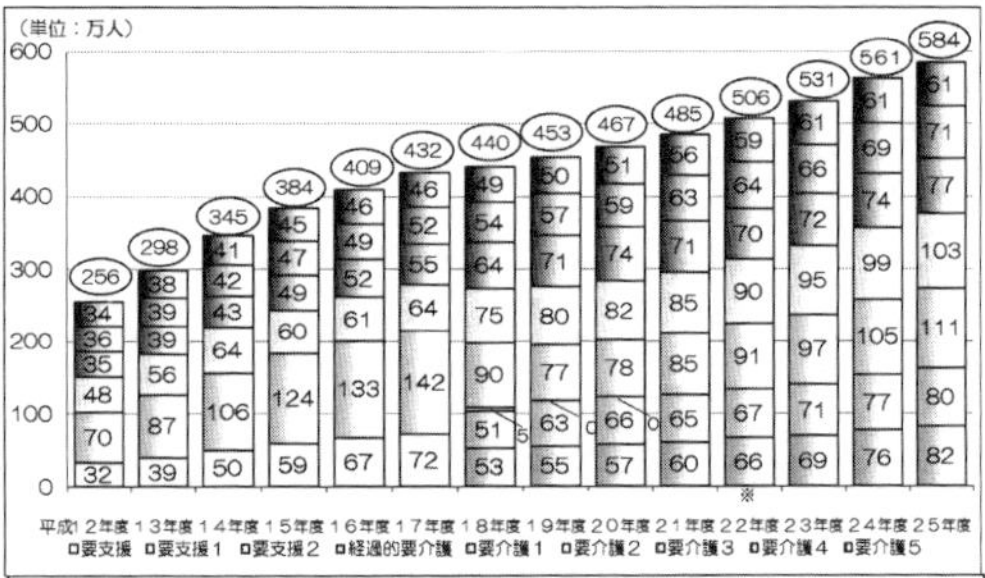

２５年度構成比	
合　計	100.0%
要介護５	10.4%
要介護４	12.1%
要介護３	13.1%
要介護２	17.6%
要介護１	19.0%
要支援２	13.7%
要支援１	14.0%

※東日本大震災の影響により、２２年度の数値には福島県内５町１村の数値は含まれていない。

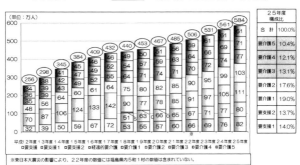

■表 12：居宅サービス受給者数の報告

居宅サービス受給者数（年度累計）

（単位：千人）

区　分	要支援1	要支援2	経過的要介護	要介護1	要介護2	要介護3	要介護4	要介護5	計
第1号被保険者	5,385	6,479	0	9,249	8,752	5,421	3,821	2,589	41,696
第2号被保険者	78	169	0	210	313	181	129	128	1,207
総　数	5,463	6,648	0	9,459	9,065	5,601	3,950	2,717	42,903
構 成 比	12.7%	15.5%	0.0%	22.0%	21.1%	13.1%	9.2%	6.3%	100.0%

※過年度の訂正請求等が年度中に発生したため、経過的要介護についても若干数の受給者が計上されている。

居宅サービス受給者数の推移（１ヶ月平均）

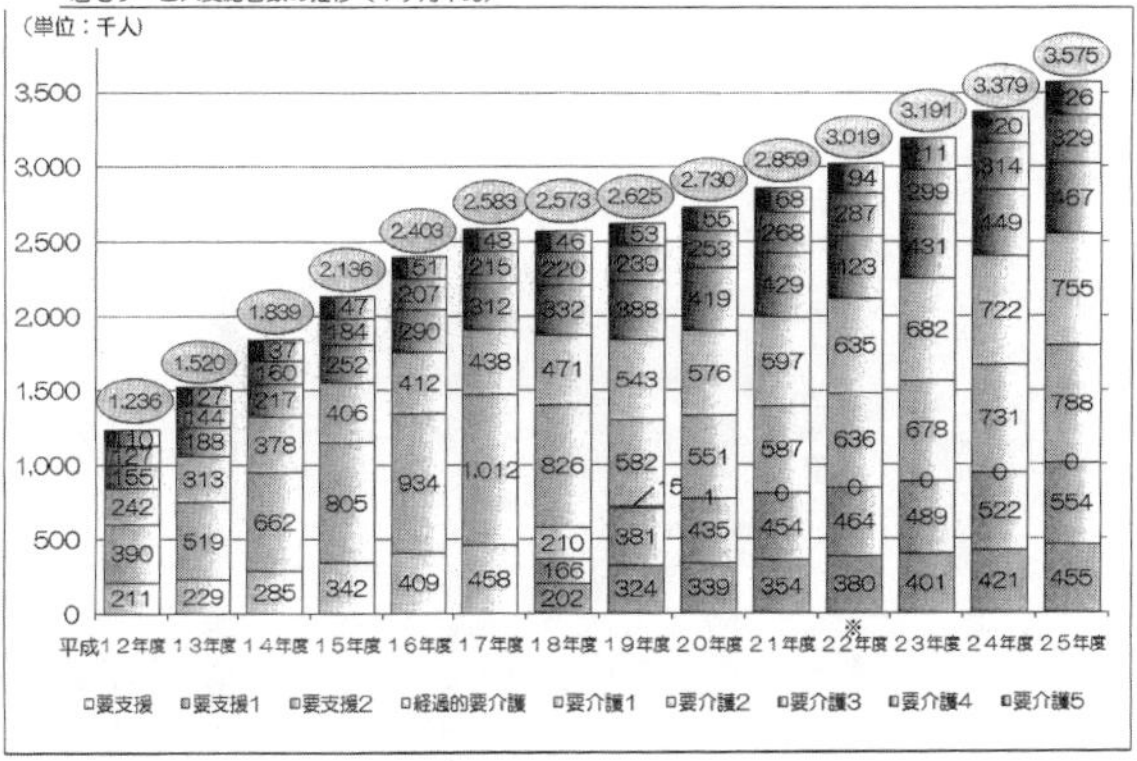

※東日本大震災の影響により、２２年度の数値には福島県内５町１村の数値は含まれていない。

■表 13：地域密着型サービス受給者数の報告

域密着型サービス受給者数（年度累計）

（単位：千人）

区　分	要支援1	要支援2	要介護1	要介護2	要介護3	要介護4	要介護5	計
第1号被保険者	41	63	766	988	1,043	756	536	4,192
第2号被保険者	0	1	7	10	12	10	11	51
総　数	42	63	774	998	1,054	766	547	4,243
構成比	1.0%	1.5%	18.2%	23.5%	24.8%	18.0%	12.9%	100.0%

域密着型サービス受給者数の推移（1ヶ月平均）

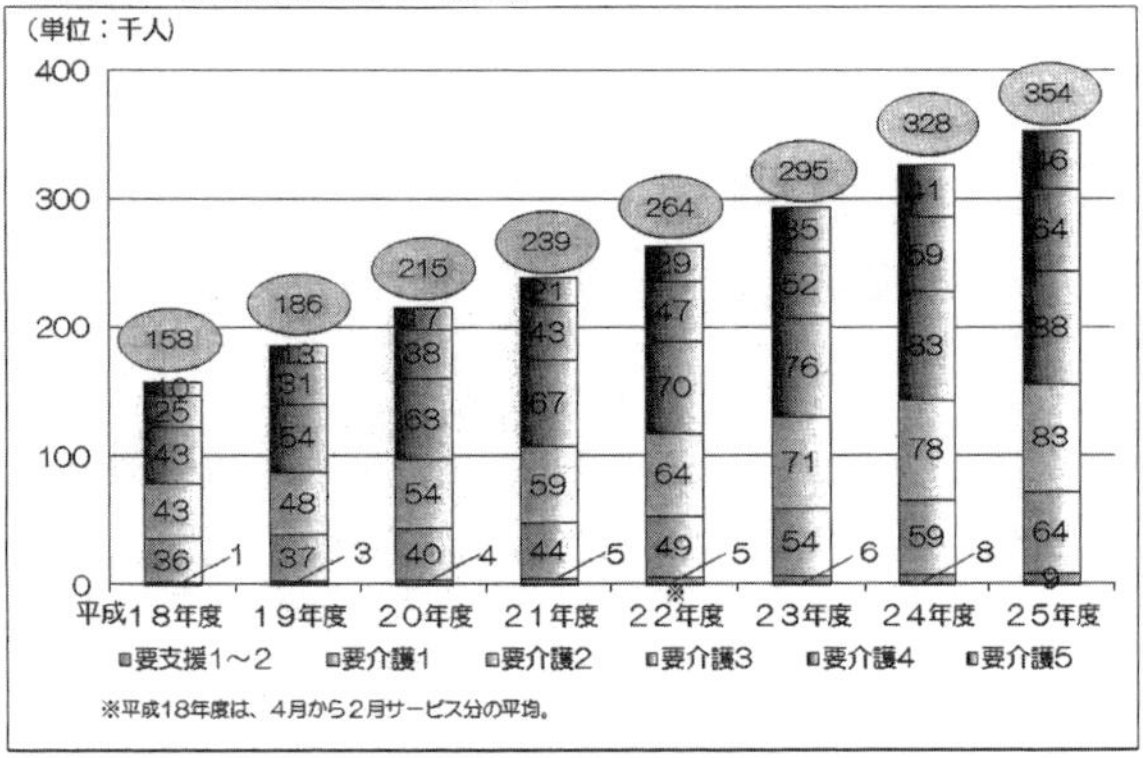

※東日本大震災の影響により、22年度の数値には福島県内5町1村の数値は含まれていない。

■表 14：施設サービス受給者数の報告

施設サービス受給者数（年度累計）　（単位：千人）

区　分	要介護1	要介護2	要介護3	要介護4	要介護5	計
介護老人福祉施設	175	499	1,200	1,915	1,996	5,785
介護老人保健施設	413	746	988	1,126	860	4,133
介護療養型医療施設	9	23	64	262	480	838
総　数	597	1,265	2,245	3,288	3,324	10,719
構　成　比	5.6%	11.8%	20.9%	30.7%	31.0%	100.0%

※　同一月に2施設以上でサービスを受けた場合、施設ごとにそれぞれ受給者数を1人と計上するが総数には1人と計上しているため、3施設の合算と総計が一致しない。

施設サービス受給者数の推移（1ヶ月平均）

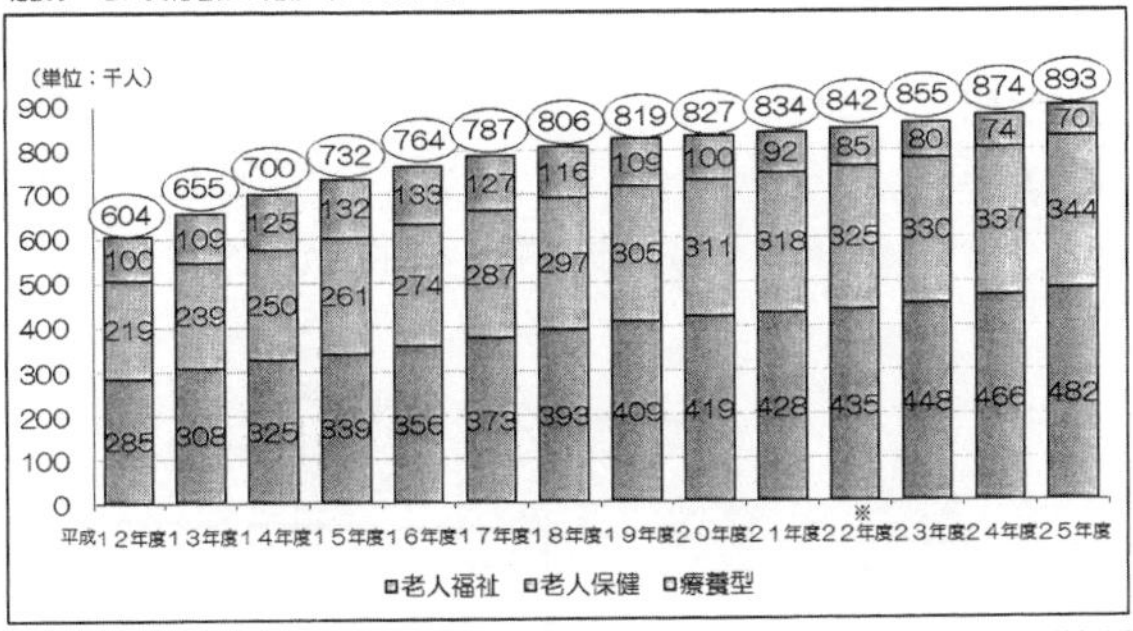

（注）19年度からは、同一月に2施設以上で施設サービスを受けた場合、施設ごとにそれぞれ受給者数を1人と計上するが、総数には1人と計上しているため3施設の合算と総計が一致しない。

※東日本大震災の影響により、22年度の数値には福島県内5町1村の数値は含まれていない。

■表 15：働く上での主な悩み、不安、不満等

○ 労働条件等の主な悩み、不安、不満等として、「仕事内容の割に賃金が低い」、「人手が足りない」、「身体的負担が大きい」、「精神的にきつい」といった業務負担に関する悩み等や、「有給休暇が取りにくい」、「休憩がとりにくい」といった休暇・休憩等に対する悩み等が多く挙げられている。
○ 利用者等に関する悩み等として、「利用者に適切なケアができているか不安」、「介護事故で利用者に怪我をさせないか不安」といったケアの実施についての悩み等を挙げる介護従事者が多い。

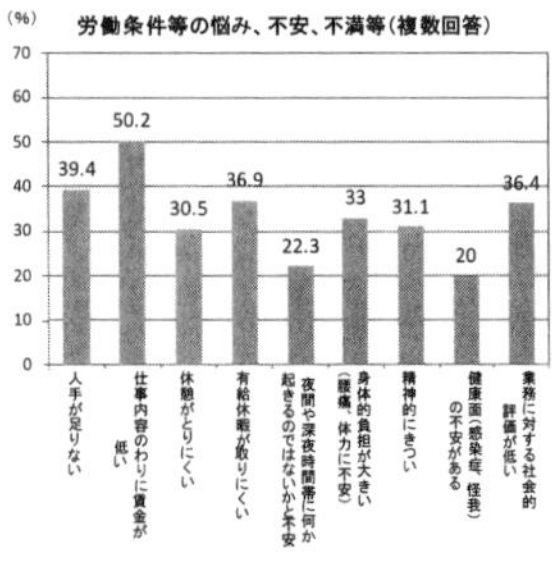

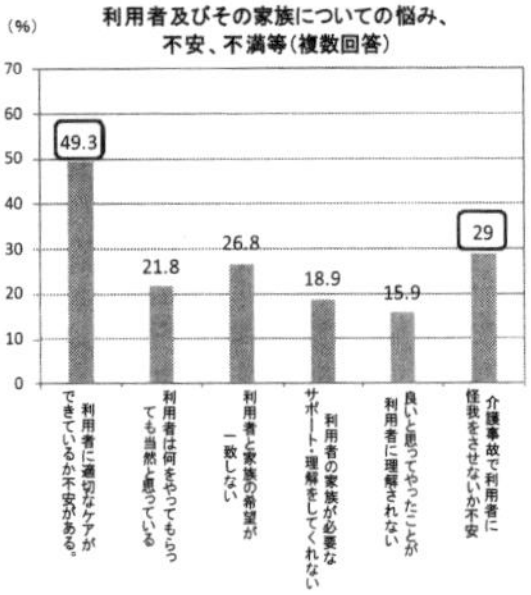

（出典）（財）介護労働安定センター　「平成21年度介護労働実態調査」

■表 16：介護職員は今後大幅に不足する恐れがある

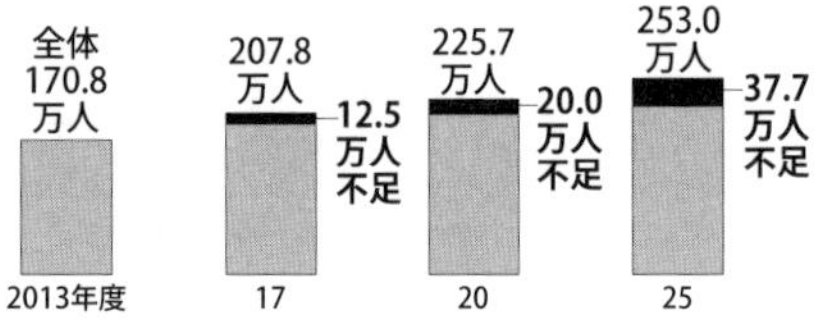

厚生労働省の資料から。13年度は実績、ほかは推計

■介護職員の賃金は低い

	職種	平均月給(万円)	平均年齢	勤続年数
介護職員	ホームヘルパー	22.07	44.7	5.6
	福祉施設介護員 (特別養護老人ホームなど)	21.97	39.5	5.7
	ケアマネージャー	26.29	46.9	8.0
	看護士	32.90	38.9	7.7
	理学療法士・ 作業療法士	27.40	31.8	4.8
	全作業の平均	32.96	42.1	12.1

2014年の賃金構造基本統計調査から。常勤が対象

■表 17：出生数および死亡数の将来推計

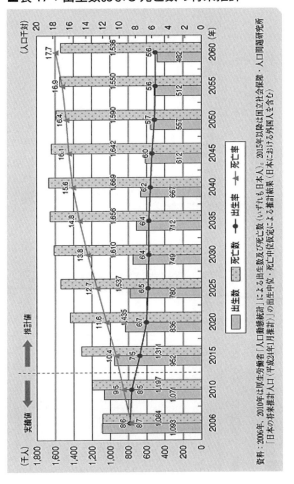

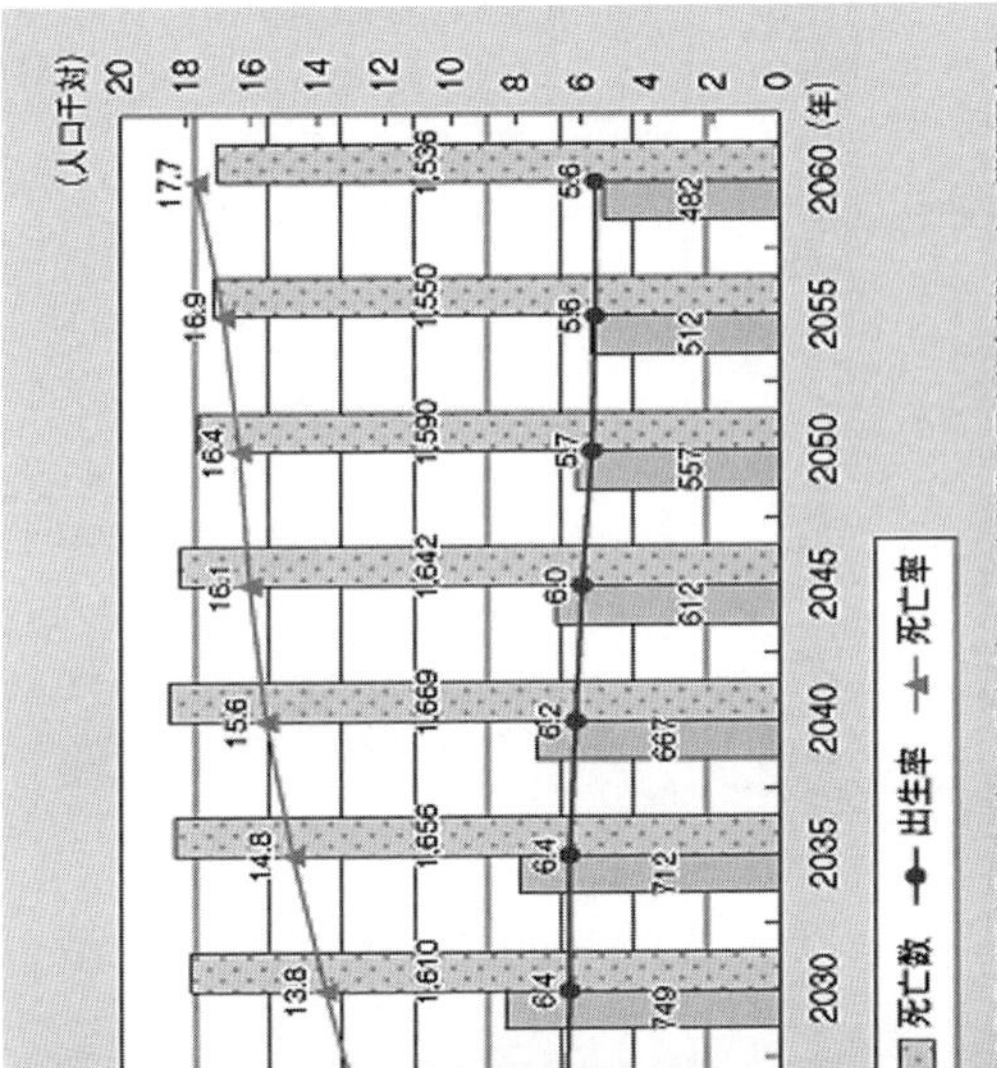

資料：2006年、2010年は厚生労働省「人口動態統計」による出生数及び死亡数（いずれも日本人）。2015年以降は国立社会保障・人口問題研究所「日本の将来推計人口（平成24年1月推計）」の出生中位・死亡中位仮定による推計結果（日本における外国人を含む）

■表 18：病院での死亡は徐々に減少し、自宅あるいは老人ホーム、介護施設は増加の傾向にある

●死亡の場所別にみた死亡数・構成割合の年次推移

年次		総数	病院	診療所	介護老人保健施設	助産所	老人ホーム	自宅	その他
		死亡数							
85	60	100.0	63.0	4.3	・	0.0	・	28.3	4.4
90	平成 2 年	100.0	71.6	3.4	0.0	0.0	・	21.7	3.3
95	7	100.0	74.1	3.0	0.2	0.0	1.5	18.3	2.9
2000	12	100.0	78.2	2.8	0.5	0.0	1.9	13.9	2.8
05	17	100.0	79.8	2.6	0.7	0.0	2.1	12.2	2.5
07	19	100.0	79.4	2.6	0.8	0.0	2.5	12.3	2.4
08	20	100.0	78.6	2.5	1.0	−	2.9	12.7	2.3
09	21	100.0	78.4	2.4	1.1	0.0	3.2	12.4	2.4

注：平成２年までは老人ホームでの死亡は自宅又はその他に含まれている。厚生労働省
（人口動態統計年報　主要統計表　第５表）

■表 19：死亡の場所別にみた死亡数、構成割合の年次推移

（厚生労働省　人口動態統計年表　主要統計表　第 5 表）

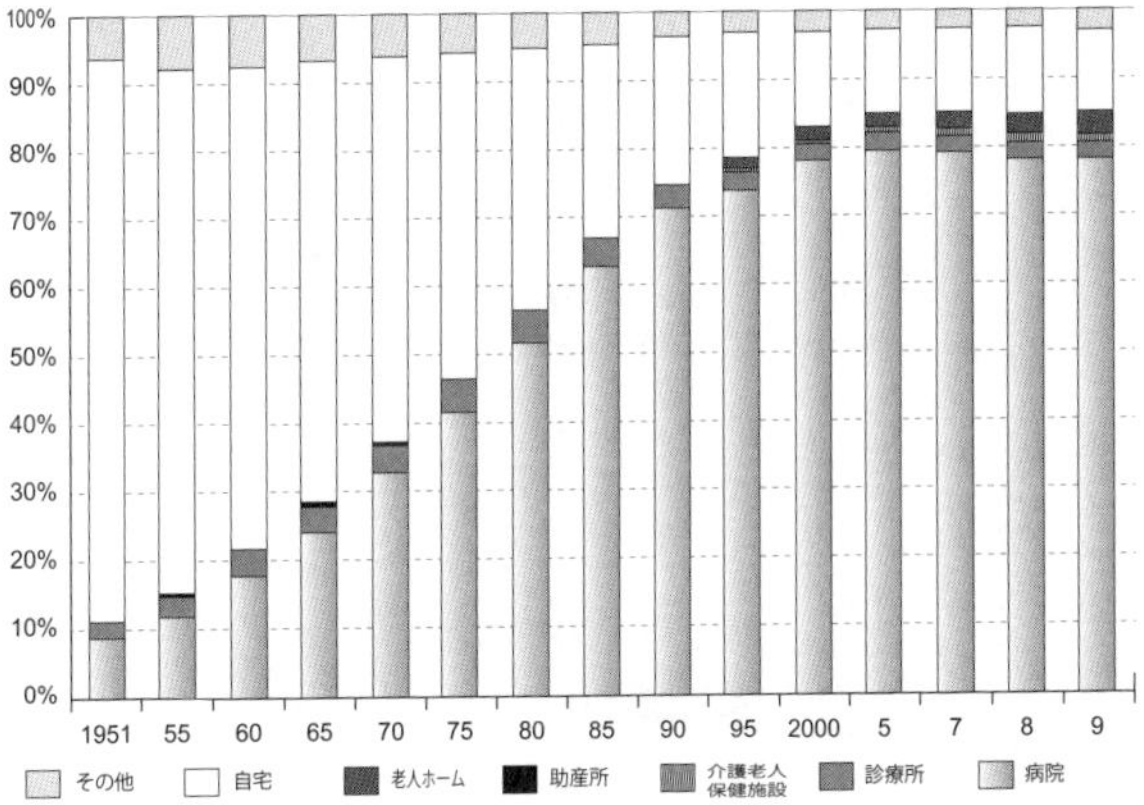

そして最期は延命治療を行わず、自然経過で亡くなることを多くの人が望んでいる。病院から在宅へ戻る（戻される）とは、それ以上の医療はもう必要ないという意味にもとれる。延命治療（終末期医療の一部）に医療費が一番かかるからである。

高齢者には医療費がかかる、死亡者が増えることから、今後は最期は病院でなく、介護施設で、積極的医療は行わず自然な形で最期を迎えることが多くなると思われる。自宅での最期を迎えることが理想であるが、現在の社会状況ではかなり困難と考える。

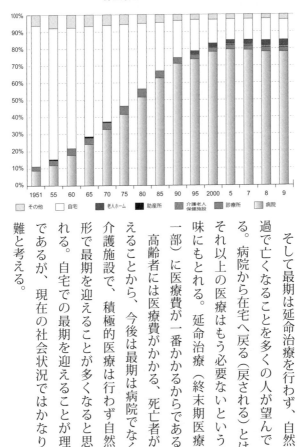

高齢者は寂しい

(1) 迷惑をかけたくない

後でふれるが、私は「治療依頼書」なる書類をだしていただいた人とは、面談をしてその意思を確認する。「治療依頼書」とは急に意識が無くなった時とか、終末期になったらどのような医療をするかを健在のうちに意思表示してもらうものである(表20)。

本項はその面談の時の話である。ほとんどの人が「他人に迷惑をかけたくない」と主張する。「他人」とは誰をさすのか? あいまいなことが多い。比較的ハッキリしているのは「子供」をさしている場合である。

もともと、この老人ホームに入所したのも「子供達と一緒に住むといろいろ迷惑がかかるから」「子供達は好きなようにしてもらいたい」との理由が多い。子供達がどう感じるかは別としても、本当に人は他人に迷惑をかけずに生きていけるのだろうか?

■表 20：治療依頼書

治　療　依　頼　書

私が自発的に意思表明が出来ない時、私の家族及び医療担当者に下記を希望致します。

Ⅰ　診療所に意識がないと連絡が入った時

A．診療所で治療をまかせます。

B．他、又は専門病院で治療希望します。

Ⅱ　終末期と診断された時

ⅠでAを選ばれた方　1）診療所で出来る限りの治療を受けたい。

2）自然な形で死期を迎えたい。

ⅠでBを選ばれた方　1）最後まで医療努力して、１日でも延命を希望する。

2）自然な形で死期を迎えたい。

Ⅲ　肉体的、精神的苦痛がある場合

A．苦痛を取り除く措置を出来る限り実施してください。
麻薬、精神安定剤使用にて死期が早まってもかまいません。

B．苦痛を取り除くことにより死期を早める医療行為はしないで下さい。

Ⅳ　私の死が不可避であると診断された時の病名について

A．真実をありのまま告げて下さい。

B．私には言わないで下さい。

これは私の精神が健全な状態の時に書いたものであります。

平成　　年　　月　　日　　　　　伊豆高原＜ゆうゆうの里＞施設

号室　氏名　　　　　　㊞

「他人」が家族の場合、一緒に住むことの迷惑とは何だろうか。いろいろあるかもしれない。一緒に住む精神的プレッシャー、日常生活における世代の違いによる考え方の相違、生活習慣の違い、孫ができれば孫中心の生活になり疎外される、経済的負担をかけるなどなど多くの要因があるかもしれない。これらを避ける目的で老人ホームに入るわけだが、老人ホームに入っても、「他人に迷惑をかけない」ことにはならない。ただこの場合には「他人」は家族ではなく本当の「他人」ではあるが……。

日常生活が自立しているといっても何らかの形で職員に世話になるのであるし、その中には時には第三者からみればわがままに映ることもある。冷暖房が入らない、虫がでた、お腹の調子が悪いからゴハンが食べられない……などなど、毎日のように職員の世話になっている。これはお金を払っているから迷惑ではないと考えるのか、あるいは申し訳ないがお世話になりますと考えるのか……。

われわれの立場から言えば「何でも言ってください」「お手伝いします」「そして楽しく過ごしてください」「迷惑と考えなくて結構です……」ということになる。

しかし、中には「迷惑をかけたくない」を少し違った意味にとってしまう方がいる。83歳の男性。泌尿器系の腫瘍で尿道が閉塞し、尿がでなくなってしまった。カテーテルも入らず泌尿器専門医（もともとその専門医に通院していた）に紹介し、経皮的膀胱瘻を造設してもらった。8月13日（当診療所はお盆休みで休診としていた。休診の連絡は1か月前から知らせてあった）に尿がでないと職員から連絡があった。診療所にいたので、「これは大変なことです。すぐに受診して下さい」。到着してみると、膀胱に尿が充満し、カテーテルは膀胱から逸脱している。緊急で処置をしなければならない状況。本人にいつから尿が出ないのか聞くと、

「昨日から」

「どうしてすぐ来なかったの？」

「休みになるから」

「休みになるから、休みの前にこなくちゃ」

「迷惑がかかると思って」

私の立場から言えば、お盆休みに入ってから来られるより、その前に来てもらった方が……なにしろ医療機関がすくない田舎である。近くの診療所もお盆休みに入ってしまう。

まるで、年末年始と同じ医療事情の季節。まして、われわれの施設では何の処置もできない。他の医療機関といっても泌尿器専門医はほとんどいない。救急病院への搬送しかないかと心配したが、幸い経皮膀胱瘻を造設してくれたクリニックが午前中は診察しているとのことで、担当の先生に電話したところ、「すぐに連れてきてください」とありがたいお言葉。すぐに車を手配し、受診させた。

カテーテルが抜けていて、かつ破損しており、新たに経皮膀胱瘻を造設してもらい、事なきを得た。本人は私に、

「休み前だから、受診して迷惑をかけたくなかった」

私は、

「このあたりは田舎でほとんどの医療機関もお盆休みに入り休診になってしまう。だ

から休診になる前に手を打っておきたいから、昨日のうちに来てほしかった」

これがあと半日遅れると、診てくれたクリニックも休診になってしまい、救急病院受診になってしまう。そうすると、私以外にも職員にもかえって大きな迷惑がかかるのに！

いずれにしろ、人は他人に迷惑をかけずに生きていくことなどできない。必ず誰かの世話になっているのだ。「世話をかける」ことを「迷惑をかける」と思う必要はない！人は一人では生きていけない、まして死んでいく時他人に世話をかけずに死んでいくなどできない。ある本に「野たれ死に」がいいと書いてあったが、永遠に発見されなければそれでいいかもしれないが、発見されればその人は警察に届け出るだろうし、警察は身元を調べたりする。理屈でいえば本来警察はもっとすべき大事な業務がある。

しかし、このような事も業務の一つであり、このため数人の警察官が身元が判明するまで何日間かこのために時間をとられる。大袈裟にいえば、国に迷惑をかけているのである。自殺だって結局多くの人に迷惑をかけているのだ。山で遭難して死亡しても捜索隊の人などに迷惑をかけているのだ。

「他人に迷惑をかけたくない」などわがままである。むしろ、「申し訳ありませんが、お世話になります」「面倒をおかけします」の気持ちで診てもらう方が本人も楽だろうし、看る方も気が入る。

「迷惑をかけたくない」気持ちがわからない訳ではないが、やはり「お世話になります」の方が人の道だと思う。

(2)世代格差

御飯を広辞苑（第六版）で引くと「メシ、食事の丁寧な言い方」と書かれている。外来をやっていて、食事を摂取できるかどうかは極めて重要な点である。ほとんどの患者さんに「ゴハン食べた?」「ゴハンどのくらい食べた?」と聞く。

私の意味するところはゴハン=食事であり、「食事をした?」の意味である。

しかし、時々面白い返事が返ってくる。

「ゴハンたべてない」

そうすると私は、

「どうして食べなかった？」

その原因を探る目的で次に、

「お腹が空かないの？」「お腹が痛いの？」などと聞く。すると、

「お粥を食べた」と。

よく聞いてみると、この人にとっては、ゴハン＝米の飯のことであった。

また別の人は「ゴハンは食べてない、パンだから」。

この人はゴハン＝お米でお粥を含め米のことであった。やはり高齢者はその人その人の長い人生の中での言葉の使い方があり、それを今から、それは言葉の定義からして間違っているという訳にはいかない。

昔の男は結婚すると家に帰っても何も話さない（私も何も話さないタイプだ……）。言葉は「メシ」「風呂」「寝る」の三つだけ。「メシ」は食事全般を意味し、男同士だ

とよく「メシ食いに行こう」という表現で食事に行くことがある。万事がすべてこんな調子である。

ここで余談を一つ。これは実際にあった話。昔、東京医大に勤務していた頃のことである。その男は私の同級生で、脳神経外科医である。

ある日、彼が「胃の調子が悪いから検査してくれ」というので、「いいよ」と、胃の造影検査（いわゆるバリウム検査）の予約をとった。そして、「朝メシを食わないで来い」と注意しておいた。

当日、検査を始めたところ、バリウムを一口飲んだらなんと、胃の中に食物残渣《ざんさ》がいっぱい。

「お前メシ食ったろう？」

「メシは食ってない。お前が食うなって言うから、パンと牛乳にした」

「バカ！　今日は止めだ。明日また来い！」

その後、何回も「胃の調子が悪い」といっては、内視鏡検査を行ったが、特別な所見なし。そのうち今度は「俺は肺癌だ」と言い出した。

「胃癌だ、胃癌だ、と騒いで、結局胃癌ではなかっただろう。本当に肺癌か？」

「肺癌だ！　もうダメだ」

といっているうちに、数か月後、本当に死んでしまった。きっとあの世で私の悪口を言っていることだろう。

何が言いたいかといえば、同世代であってもこのように言葉が通じないことがある。ましてや年代が上の人たちが相手となれば、その落差は大きくなる、ということだ。

我々の年代にしても、逆に今の若い者の言葉には違和感を感じるのではないだろうか？　私だっておかしいといつも感じているのだから。私はまだ若いから感覚として理解できる。しかし、80～90歳の人には理解が難しいのではと、つい思ってしまう。

たぶん若い者にとってはそれが普通だから当たり前と思うのだろう。職員と居住者の年齢差、世代の違い、これはどうしようもない。職員は定年があるから、ある年齢までの人で構成される。

一方、居住者は亡くならない限り年をとっていく、つまり年齢差、世代差はどんどん開くのである。私は戦後のベビーブームといわれた時に生まれている。この年代は受験戦争で大学入学は困難をきわめた。

浪人も多く、私の大学の同級生も7割方は浪人生活を経験している。この頃ラジオ深夜放送が流行り「パックインミュジック」「セイヤング」「オールナイトニッポン」などの番組があった。

その流れからか、今だにラジオが好きでよく聴く。ただし、最近の民放はただうるさいだけで、今はNHKを聴くことが多くなった。このNHKにしても、夕方から夜の番組はうるさいだけである。まともに聞けるのは深夜放送（ラジオ深夜便）か、早朝の情報番組だけである。

それでも、話題の間に流れる音楽に違和感を感じることがある。考えてみると番組を作る人も公務員だから（NHKもたぶん公務員待遇だと思うが）定年があるのだろう。定年が65歳とすると、われわれの施設と同じで聴取者と番組制作者の年代差、世代差は徐々に離れていく。

　したがって、若者の感覚と高齢者の感覚にズレが生じ、それが番組に反映されるのは仕方がない。しかし、高齢者にとっては寂しいものである。ＮＨＫは真剣にこの問題を考えていただきたい。

　それと同じで、われわれの施設でも入居者のことを考える必要がある。

入院患者で歩ける人、車イスの人は食堂でテレビをみてもらうことがある。新聞でテレビ番組をチェックする人などいない。その場の番組をみることになる。若者相手のタレントがでてきて、バカバカしく大騒ぎしている番組をかける職員が多い。彼らにとっては家庭でもみる普通の番組なのだろう。

　しかし、高齢者にはなんのことかわからず、楽しみもない。私はしばしばだまってチャンネルをＮＨＫニュース、相撲、紀行番組に変えてしまう。ニュースを観ながら、昨日はこんなことがあった、今日はこうなるみたい、台風が近づいている、などの話をする。

相撲をみながら、

「この人もモンゴル出身だね」

「日本人の横綱いないね」

「○○さんの頃はどんなお相撲さんがいた？　双葉山？　玉錦？」

などと聞くと、昔の力士の名前が出てくる。その時は「俺の時代は柏戸・大鵬」といって話に花を咲かせることにしている。

やはり高齢者には高齢者の世界がある。われわれはそれにある程度合わせることも必要である。そのためには新聞を読んだり、本を読んだりして、日々、知識を蓄積する必要がある。

増　減　（1,000人）		1)	年齢3区分別人口（1,000人）　3)			年齢3区分別人口構成比（%）4)			年　次
出生児数	死亡者数	社会増減	0～14歳（年少人口）	15～64（生産年齢人口）	65歳以上（老年人口）	0～14歳（年少人口）	15～64（生産年齢人口）	65歳以上（老年人口）	
…	…	…	20,416	32,605	2,941	36.5	58.3	5.3	大正　9　年
2,148	1,235	−1	21,924	34,792	3,021	36.7	58.2	5.1	14
2,135	1,185	53	23,579	37,807	3,064	36.6	58.7	4.8	昭和　5　年
2,182	1,170	−92	25,545	40,484	3,225	36.9	58.5	4.7	10
2,110	1,224	−273	b) 26,369	b) 43,252	b) 3,454	36.1	59.2	4.7	15
1,902	2,147	−1,462	26,477	41,821	3,700	36.8	58.1	5.1	20
2,447	915	31	29,786	50,168	4,155	35.4	59.6	4.9	25
1,769	708	−5	30,123	55,167	4,786	33.4	61.2	5.3	30
1,624	713	−50	28,434	60,469	5,398	30.2	64.1	5.7	35
1,811	712	4	25,529	67,444	6,236	25.7	68.0	6.3	40
1,932	721	10	25,153	72,119	7,393	24.0	68.9	7.1	45
1,948	707	−3	27,221	75,807	8,865	24.3	67.7	7.9	50
1,616	722	8	27,507	78,835	10,647	23.5	67.4	9.1	55
1,452	738	13	26,033	82,506	12,468	21.5	68.2	10.3	60
1,241	824	2	22,486	85,904	14,895	18.2	69.7	12.1	平成　2　年
1,222	925	−50	20,014	87,165	18,261	16.0	69.5	14.6	7
1,194	968	38	18,472	86,220	22,005	14.6	68.1	17.4	12
1,126	1,024	−35	17,734	85,077	24,876	13.9	66.6	19.5	16
1,087	1,078	−53	17,521	84,092	25,672	13.8	66.1	20.2	17
1,091	1,090	1	17,435	83,731	26,604	13.6	65.5	20.8	18
1,102	1,104	4	17,293	83,015	27,464	13.5	65.0	21.5	19
1,108	1,142	−45	17,176	82,300	28,216	13.5	64.5	22.1	20
1,087	1,146	−124	17,011	81,493	29,005	13.3	63.9	22.7	21
1,083	1,188	0	16,803	81,032	29,246	13.2	63.8	23.0	22
1,073	1,253	−79	16,705	81,342	29,752	13.1	63.6	23.3	23
1,047	1,251	−79	16,547	80,175	30,793	13.0	62.9	24.1	24
1,045	1,277	14	16,390	79,010	31,898	12.9	62.1	25.1	25
	人	口							
952	1,311	…	15,827	76,818	33,952	12.5	60.7	26.8	27
836	1,435	…	14,568	73,408	36,124	11.7	59.2	29.1	32
780	1,537	…	13,240	70,845	36,573	11.0	58.7	30.3	37
749	1,610	…	12,039	67,730	36,849	10.3	58.1	31.6	42
712	1,656	…	11,287	63,430	37,407	10.1	56.6	33.4	47
612	1,642	…	10,116	53,531	38,564	9.9	52.4	37.7	57
512	1,550	…	8,614	47,063	36,257	9.4	51.2	39.4	67
456	1,555	…	7,354	41,132	32,869	9.0	50.6	40.4	77
396	1,409	…	6,495	35,329	28,865	9.2	50.0	40.8	87
335	1,200	…	5,594	30,482	25,358	9.1	49.6	41.3	97
294	1,068	…	4,788	26,627	21,907	9.0	49.9	41.1	107
256	935	…	4,187	22,921	18,991	9.1	49.7	41.2	117

3)　昭和25，30，50，55，60年及び平成２，７，12，17，22年は年齢不詳を除く。　4)　大正９年～平成12年，17，22年は分母から不詳を除いて算出。　5)　総人口は，国勢調査及び人口動態統計の値を用いて算出した補正人口。総人口以外は補正前数値のため総数に一致しない。　a)　国勢調査による人口73,114,308から海外にいる軍人・軍属の推計数1,181,000を差し引いた補正人口。　b)　外国人を除く。　c)　11月１日現在の人口調査による人口71,998,104に軍人・軍属及び外国人の推計人口149,000を加えた補正人口。　d)　沖縄県を除く昭和19年人口73,839,000により算出。

資料　総務省統計局統計調査部国勢統計課「国勢調査報告」　「我が国の推計人口」　「人口推計年報」
　　　国立社会保障・人口問題研究所　「日本の将来推計人口（平成24年１月推計）」

●人口の推移と将来人口

年次	総人口（1,000人）				人口密度（人／km²）	対前年増減率（人口1,000につき）	人口	
	総数	#日本人	男	女			増減数 2)	自然増減
大正 9 年	55,963	...	28,044	27,919	146.6	...	...	...
14	59,737	...	30,013	29,724	156.5	14.6	861	913
昭和 5 年	64,450	...	32,390	32,060	168.6	15.6	989	950
10	69,254	...	34,734	34,520	181.0	13.8	945	1,012
15	a) 71,933	...	a) 35,387	a) 36,546	188.0	7.8	553	886
20	c) 72,147	...	...	...	195.4	d) -22.9	d) -1,691	-245
25	84,115	82,672	41,241	42,873	226.2	17.4	1,419	1,532
30	90,077	88,678	44,243	45,834	242.1	11.7	1,036	1,061
35	94,302	92,841	46,300	48,001	253.5	8.4	777	911
40	99,209	97,681	48,692	50,517	266.6	11.3	1,093	1,099
45	104,665	104,061	51,369	53,296	281.1	11.5	1,184	1,211
50	111,940	111,297	55,091	56,849	300.5	12.4	1,367	1,242
55	117,060	116,391	57,594	59,467	314.1	7.8	906	894
60	121,049	120,328	59,497	61,552	324.7	6.2	744	714
平成 2 年	123,611	122,721	60,697	62,914	331.6	3.3	406	417
7	125,570	124,428	61,574	63,996	336.8	2.4	305	297
12	126,926	125,613	62,111	64,815	340.4	2.0	259	226
16 5)	127,787	126,266	62,380	65,407	342.7	0.7	93	103
17	127,768	126,205	62,349	65,419	342.7	-0.1	-19	9
18 5)	127,901	126,286	62,387	65,514	343.0	1.0	133	1
19 5)	128,033	126,347	62,424	65,608	343.3	1.0	132	-2
20 5)	128,084	126,340	62,422	65,662	343.5	0.4	51	-35
21 5)	128,032	126,343	62,358	65,674	343.3	-0.4	-52	-59
22	128,057	126,382	62,328	65,730	343.4	0.2	26	-105
23	127,799	126,180	62,184	65,615	342.7	-2.0	-259	-180
24	127,515	125,957	62,029	65,486	341.9	-2.2	-284	-205
25	127,298	125,704	61,909	65,388	341.3	-1.7	-217	-232
						将	来	
27	126,597	...	61,499	65,098	...	-2.8	-351	-359
32	124,100	...	60,146	63,954	...	-4.7	-589	-599
37	120,659	...	58,337	62,322	...	-6.1	-744	-756
42	116,618	...	56,253	60,364	...	-7.2	-847	-862
47	112,124	...	53,980	58,144	...	-8.2	-931	-944
57	102,210	...	49,131	53,079	...	-9.9	-1,023	-1,030
67	91,933	...	44,140	47,794	...	-11.1	-1,030	-1,038
77	81,355	...	38,935	42,420	...	-13.2	-1,092	-1,099
87	70,689	...	33,901	36,788	...	-14.1	-1,013	-1,013
97	61,434	...	29,515	31,919	...	-13.9	-863	-865
107	53,322	...	25,585	27,737	...	-14.3	-773	-775
117	46,098	...	22,120	23,979	...	-14.5	-678	-679

大正9年～平成12，17，22年は国勢調査（昭和20年は人口調査）による人口（総人口に年齢不詳を含む）。平成16，18～21，23～25年は国勢調査人口を基礎とした10月1日の推計人口。昭和20～45年は沖縄県を除く（昭和25年以降は総人口の総数，男女及び年齢3区分別人口には沖縄県を含む。ただし，昭和25年の年齢3区分別人口は沖縄県を除く）。将来人口は，平成22年国勢調査人口等基本集計結果及び同年人口動態統計の確定数が公表されたことを踏まえた，国立社会保障・人口問題研究所による各年10月1日の中位推計値。人口密度は，国勢調査年以外は「全国都道府県市区町村別面積調」を用いて算出した。昭和20年以降の人口密度計算に用いた面積は歯舞群島，色丹島，国後島，択捉島及び竹島を除く。　1）前年の10月からその年の9月末までの数値。ただし，将来人口の自然増減，出生児数，死亡者数については各年1～12月の数値。　2）大正9年～平成21年は各回国勢調査間の補正数を含む。

●P74～P75 □昭和37年度　拡大図

年次	総人口（1,000人）				人口密度（人／km²）	対前年増減率（人口1,000につき）	人口	
	総数	#日本人	男	女			増減数 2)	自然増減
37	120,659	…	58,337	62,322	…	-6.1	-744	-756

増減（1,000人） 1)			年齢3区分別人口（1,000人） 3)			年齢3区分別人口構成比（%） 4)			年次
出生児数	死亡者数	社会増減	0～14歳（年少人口）	15～64（生産年齢人口）	65歳以上（老年人口）	0～14歳（年少人口）	15～64（生産年齢人口）	65歳以上（老年人口）	
780	1,537	…	13,240	70,845	36,573	11.0	58.7	30.3	37

Ⅲ　高齢者医療

老化か病気か

「ヒト」は生物である。老化し、いつかは必ず「死」がやってくる。

しかし、「人間」はなかなか「老化」を認めない。口では「もう年かな……」などというが、腰が痛い、膝が痛いとなると、その原因が「骨粗鬆症」「変形性関節症」というと、「魚を食べれば治るんですね」「コンドロイチンを飲めば治るんですね」といい、決して「年の変化」とは認めない。

その他、もちろん医学的に変化は認めるも、それは加齢による（医学では加齢と表現するが意味するところは老化）ものである病気がいっぱいある。

高齢者はいろいろな病気をもっている。私が現在働いている伊豆高原ゆうゆうの里診療所の患者さん達も一人でいくつもの病気を持っている人が多い。

高齢者に多い病気としては眼科では白内障、緑内障、黄斑変性症。耳鼻科では難聴。口腔外科、歯科では入れ歯が合わない。皮膚科では足白癬、皮脂欠乏性湿疹、中毒疹、虫刺され。整形外科では胸・腰椎圧迫骨折、脊柱管狭窄症、変形性膝関節症、ＣＭ関節症、転倒による大腿骨頸部骨折。脳外科では慢性硬膜下血腫。精神科では老人性うつ状態、せん妄、認知症。泌尿器では前立腺肥大症、過活動性膀胱、夜間頻尿、尿失禁。もちろん内科疾患は数えきれないほど多い。

少しだけあげてみると脳梗塞、脳萎縮、脳動脈硬化（慢性虚血性変化）、心筋梗塞、狭心症、不整脈、心不全、肺炎、ＣＯＰＤ、喘息、呼吸不全、腎機能障害、高血圧、糖尿病、甲状腺機能低下症、などなどである。

これらのうちいくつかは病気というより老化による変化であり、症状をとる努力はするものの根本的には治せない。症状を楽にするため、場合によっては薬を使用する、すると副作用がでてしまう。

たとえば膝、腰が痛くてどうにもならないと訴えられると、やむを得ず鎮痛薬を処方する。鎮痛薬は消化管障害を引き起こし、場合によると消化管出血で命にかかわることさえある。患者さんにこんなに恐ろしい薬だよと説明してもどうしても納得してくれない。同じように腎臓機能が悪いから量を減らすとこれは効かない。

「老化」による変化がもとにあるから、完全にいままでと同じという訳にはいかないので、ある程度あきらめて現実を受け容れなさいといっても聞き入れてもらえない。最後には、

「人も生物だからガタがくるの。人の命は寿命があるでしょ。いくら生きても120歳くらいでしょ。それは例外中の例外でしょ。平均すれば87歳くらい。永久に体に変化がこない人などいないの。だから、いままでなかったからおかしいという理論は成り立たないの！」

と、大声を出すこともある。

90歳女性の例

90歳女性。受診のたびに「膝が痛くて歩くのが大変」と歩いて入室してくる。確かに左膝関節症がひどく以前整形外科で手術してもらっている。そのため一度その手術した先生に紹介したが保存的治療（症状に合わせ行う治療）で様子をみてくださいとの返事。つまりどうにも方法がないので生活の注意と痛みが強ければ鎮痛薬投与ということになる。

私としては生活の注意だけで投薬を控えようと考えていたが執拗《しつよう》に訴えるので鎮痛薬を処方したところ、次の診察時「胃が痛い」との訴え。一応消化器内科をやってきた人間であるから予測はしていたし、鎮痛薬と一緒に酸分泌抑制薬、粘膜保護薬を処方していた。

加齢による変化（生理的変化）

ヒトは生物ゆえに加齢による生理的変化を認める。われわれは日常生活においても知らず知らずに加齢による変化に気づき、それを受け容《い》れている。

たとえば久し振りに友人に会えば「お前も年とったなあ……」といい、自然に受け容《い》れている。自身でも「年だなあ……」などと言ったりする。

また、なにか事件が起きると犯人を「○歳くらいの男あるいは女」と発表される。これも人間の顔、全体からの印象で年齢を推定できることを意味し、さらに聞いたわれわれも「○歳」といわれれば、大体の感じをつかめる。すなわち加齢とともに変化することを自然に受け容《い》れている証拠である。

これらは顔つき、体つきの外観であるが、ヒトは考える動物であり、脳の機能、内臓機能も加齢とともに変化することをなんとなく理解しているが、病気の段階になると理解できない動物である。表21に医療関係者向きの教科書「シンプル内科学（南江堂）ｐ44」に記載されている生理機能の変化を書いてみた。高齢者医療で最も関係が深い脳細胞について調べたところ、脳の神経細胞の数は生まれた時が一番多く加齢とともに減っていく。

しかし、脳の神経細胞は5歳位まで成長し、樹状突起が延長し、神経回路網が発達する。そのため脳の重量は増えるがピークは18～30歳といわれている。その後は脳の重量と容積が減少、すなわち萎縮がおこる（表22）。だから、年とともに脳が萎縮することは避けられないことであり、この事実を受け容《い》れなければならない。

ここで話の本筋とは外れるが、一言。最近ｉＰＳ細胞なるものができるようになり、これがあらゆる細胞に分化できるとなると、脳細胞はどうなるのだろうか……数が減った脳にその人の新たに作製された脳神経細胞を入れて働いてくれるのだろうか？

そうなると、いまいわれている医学の常識が覆《くつがえ》されることになる。医学は日進月歩であり、今私が書いている医療の常識も、現在は常識であっても、将来はどうなるか

■表21：老化を伴う生理機能の変化

A　身体構成成分

1．筋肉・骨カルシウムの減少
2．脂肪の増加
3．血漿量の減少

B　心血管系

1．心肥大
2．心機能の低下
3．血管抵抗の増大
4．血管弾性の低下

C　腎臓

1．腎ネフロンの減少
2．腎機能の低下

D　消化器系

1．消化液の分泌減少
2．吸収の軽度低下
3．消化器の動きの減少

E　肝臓

1．重量減少

F　神経系

1．脳細胞の減少
2．記憶力の低下
3．協調運動の低下

G　肺

1．肺の弾性の低下
2．肺機能の低下

H　内分泌

1．ホルモン分泌量の減少
2．耐糖能の低下

I　筋・骨・関節

1．筋力低下
2．骨粗鬆症
3．関節障害

J　精神

1．認知症（痴呆）
2．うつ病
3．睡眠障害

（岡純：加齢に伴う高齢者の生理的変化　治療 83：17-24, 2001 より）（シンプル内科学　南江堂　2008 年 4 月東京）

わからない。

たとえば、私は消化器内科で胃疾患について臨床研究をしてきた。私が医師になった頃（昭和50年）に、胃癌とくに発生の初期と思われる微小癌（当時は5ミリ以下）の周囲粘膜を調べると腸上皮化生粘膜に囲まれていることがわかった。そこで腸上皮化生から癌が生じるのではないかと考えられるようになった。

これはこれで正しいのであるが、その当時どうして胃粘膜に腸上皮化生が生じるのか解決していなかった。当時はこの腸上皮化生は加齢による変化だと考えるのが大勢であった。確かに高齢者には腸上皮化生、萎縮性胃炎が高率に認められた。しかし、極めて稀に萎縮も腸上皮化生もないきれいな胃粘膜の高齢者もいた。

あるとき、当時私の恩師である芦澤眞六教授に90歳の患者の胃粘膜をみせて「萎縮がありません」といったら、「そんなわけがない。しっかりみろ」と注意されたことがある。時が過ぎてHelicobacter pyloriという細菌が発見されると、胃粘膜の萎縮、腸上皮化生はこの細菌の感染と関係があることがわかってきた。

■表22：加齢とともに萎縮する脳

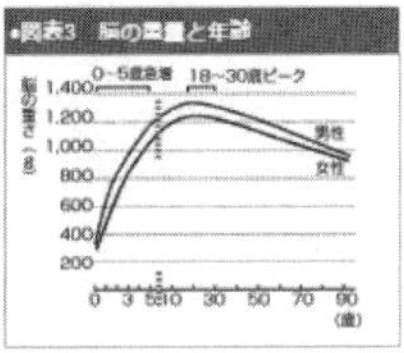

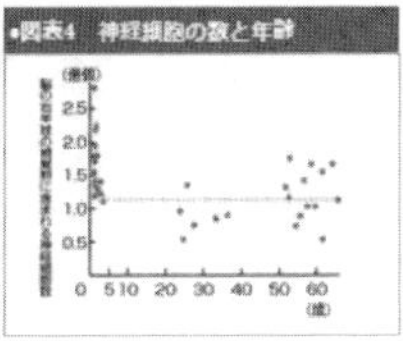

脳以外の組織、たとえば、皮膚の細胞や髪の毛はどんどん入れかわります。傷ついても新しい細胞が生まれて修復されます。しかし、脳の神経細胞は、損傷すると再生することはありません。出生後、一度も細胞分裂せず、ほぼ同じ細胞を一生使い続けます。

脳の神経細胞は、5歳ぐらいまで急速に成長します。若い脳は神経細胞が大きくなるとともに、樹状突起が遠くまで枝を伸ばして神経回路網が発達し、20歳になるまで脳の重量は増え続けます。しかし、20歳を過ぎると脳の重量と容積は減少していきます（図表3）。

脳の神経細胞の数は、生まれたときが一番多く、加齢とともに減っていきます。20歳を過ぎると1日に10万個の神経細胞が減少するともいわれていましたが、実際には神経細胞の数は、2歳ぐらいまでに7割ぐらいが消えてしまいます。そして、部位によってはその後、神経細胞の数はほとんど変わりません（図表4）。

ニッスイアカデミー　高齢者社会の食生活より

すなわち、ピロリ菌に感染していなければ90歳でも萎縮のない人がいてもおかしくないことになる。私の経験した症例も説明がつくことになる。ということは、「腸上皮化生、萎縮は加齢の変化」ではなかったのである。これはたかだか30年間のことである。

もしかすると、ヒトは加齢でいろいろな臓器が変化するといっているものの、そのうちいくつかは何十年か先「加齢ではなかった」ということにもなりかねないが……その可能性は低いとは思うが……。

年齢と外観、内臓機能の話はしたが、体力との関係についても一言。私は小さい頃から野球が好きで、小学校、中学校の頃はON（プロ野球読売ジャイアンツの王貞治と長嶋茂雄）の全盛期であった。長嶋のデビュー戦の対国鉄戦。金田から4連続三振をくらったシーンも覚えている。長嶋の年度別成績（表23）を打率でみるとピークは入団4年目1961年で3割5分3厘である。大学卒であるから25〜26歳頃かと思われる。最後の3割は1971年で35歳頃だろう。その後は2割6分6厘、2割6分9厘、2割4分4厘である。

最近の野手で傑出しているのはイチロー選手である。今も大リーグで活躍している。年度別にその成績（表24）をみると2009年頃から徐々に低下している（1試合あたりの安打数でみた）。1973年生まれであるから、2009年は35歳あるいは36歳である。

打者だけでなく投手もみてみよう。

前述の金田投手が日本唯一の400勝投手である。金田は14年連続20勝以上という

■表 23：長嶋茂雄選手の年度別成績

年度	チーム	試合	打数	安打	本塁打	塁打	打点	盗塁	犠打	犠飛	四球	死球	三振	併殺打	打率	打率順位	長打率	出塁率	OPS	総合力
1958	巨人	130	502	153	29	290	92	37	1	6	36	5	53	3	0.305	2	0.578	0.353	0.931	7.05
1959	巨人	124	449	150	27	275	82	21	0	3	70	4	40	9	0.334	1	0.612	0.426	1.038	8.10
1960	巨人	126	452	151	16	245	64	31	0	2	70	0	28	8	0.334	1	0.542	0.422	0.964	7.55
1961	巨人	130	448	158	28	292	86	14	1	5	88	1	34	14	0.353	1	0.652	0.456	1.108	8.73
1962	巨人	134	525	151	25	274	80	18	0	3	51	5	61	14	0.288	5	0.522	0.354	0.876	6.06
1963	巨人	134	478	163	37	314	112	16	0	10	86	3	30	14	0.341	1	0.657	0.437	1.094	8.54
1964	巨人	133	459	144	31	268	90	13	0	6	96	5	34	8	0.314	4	0.584	0.433	1.017	7.96
1965	巨人	131	503	151	17	235	80	2	0	5	50	2	42	16	0.300	5	0.467	0.363	0.830	5.32
1966	巨人	128	474	163	26	278	105	14	0	8	58	3	39	17	0.344	1	0.586	0.413	0.999	7.25
1967	巨人	122	474	134	19	222	77	2	0	3	37	1	37	24	0.283	12	0.468	0.334	0.802	4.87
1968	巨人	131	494	157	39	303	125	8	1	5	66	3	74	19	0.318	2	0.613	0.398	1.011	7.20
1969	巨人	126	502	156	32	279	115	1	0	4	38	2	58	15	0.311	3	0.556	0.359	0.915	5.99
1970	巨人	127	476	128	22	220	105	1	0	9	40	0	52	15	0.269	10	0.462	0.320	0.782	4.90
1971	巨人	130	485	155	34	282	86	4	0	1	59	2	45	20	0.320	1	0.581	0.395	0.976	6.69
1972	巨人	125	448	119	27	217	92	3	0	8	63	1	34	23	0.266	21	0.484	0.352	0.836	5.48
1973	巨人	127	483	130	20	204	76	3	1	8	37	1	35	20	0.269	13	0.422	0.318	0.740	4.49
1974	巨人	128	442	108	15	171	55	2	1	4	24	5	33	18	0.244	24	0.387	0.288	0.675	3.91
total		2186	8094	2471	444	4369	1522	190	5	90	969	43	729	257	0.305		0.540	0.379	0.919	6.40

■表 24：イチロー選手の年度別安打（ヒット）数

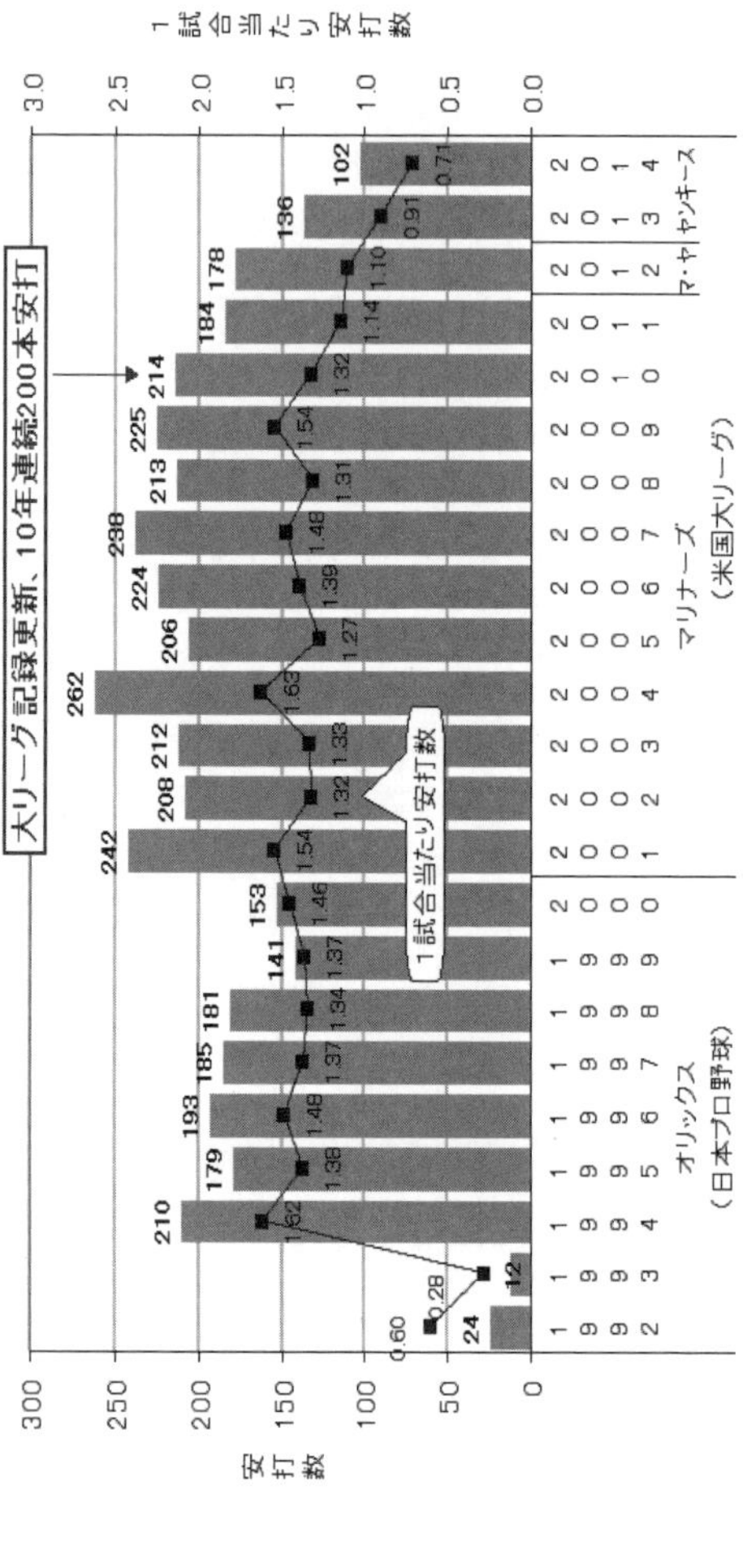

（注）2012年はマリナーズで105本、1.11本／試合、移籍後のヤンキースで73本、1.09本／試合
（資料）東京新聞2009.9.15ほか

■表 25：金田正一選手の年度別成績

年度	チーム	試合	勝利	敗戦	セーブ	ホールド	打数	投球回	被安打	与四球	与死球	奪三振	自責点	勝率	防御率	順位
1950	国鉄	30	8	12			727	165	132	127	1	143	72	0.400	3.94	
1951	国鉄	56	22	21			1488	350	257	190	8	233	110	0.512	2.83	7
1952	国鉄	64	24	25			1527	358	280	197	10	269	126	0.490	3.17	10
1953	国鉄	47	23	13			1233	304	222	135	8	229	80	0.639	2.37	4
1954	国鉄	53	23	23			1435	346	290	114	6	269	101	0.500	2.63	6
1955	国鉄	62	29	20			1565	400	279	101	8	350	79	0.592	1.78	7
1956	国鉄	68	25	20			1393	367	222	81	2	316	71	0.556	1.74	7
1957	国鉄	61	28	16			1378	353	256	93	2	306	64	0.636	1.63	1
1958	国鉄	56	31	14			1252	332	216	60	3	311	48	0.689	1.30	1
1959	国鉄	58	21	19			1187	304	222	79	3	313	86	0.525	2.54	9
1960	国鉄	57	20	22			1253	320	238	94	1	284	92	0.476	2.58	10
1961	国鉄	57	20	16			1292	330	257	81	2	262	78	0.556	2.13	4
1962	国鉄	48	22	17			1342	343	265	80	8	262	66	0.564	1.73	3
1963	国鉄	53	30	17			1308	337	234	83	1	287	74	0.638	1.98	3
1964	国鉄	44	27	12			1221	310	250	69	3	231	96	0.692	2.79	6
1965	巨人	28	11	6			542	142	95	36	0	100	29	0.647	1.84	1
1966	巨人	19	4	6			341	84	72	25	3	58	32	0.400	3.42	
1967	巨人	33	16	5			698	170	146	57	3	132	43	0.762	2.28	4
1968	巨人	32	11	10			585	138	122	71	0	87	53	0.524	3.45	18
1969	巨人	18	5	4			311	72	65	35	0	48	34	0.556	4.23	
total		944	400	298	0	0	22078	5527	4120	1808	72	4490	1434	0.573	2.34	

とてつもない大記録をもっている。今のプロ野球では20勝投手がたまにしか出ない。また、20勝以上を2回以上した投手など数えるしかいない。14年連続というのは今後も破られそうもない記録である（表25）。

その金田も最後の20勝は1964年の27勝で、それ以後は巨人に移籍しているが11、4、16、11、5勝である。最後の20勝は31歳か32歳の時であり、36歳位で引退している。プロ野球の代表的選手でも35～36歳ころから急激に成績が落ちている。

このことは誰もが納得していることである。

外観、身体能力、内臓機能全て加齢とともに衰えることを受け容れなければならない。「こんなこと初めて」は当然であり、今までの経験になかったことに遭遇するようになるのである。「こんなこと初めて」だから「おかしい」は通用しないのである。

入院患者の食事

私が現在働いているゆうゆうの里診療所は有床診療所である。18床あり、常に14〜16人が入院している。入院患者さんは、たとえ老人ホームの診療所とはいえそれなりの入院理由がある。入院した時に高齢者ゆえ困ることのひとつに食事がある。いくつかの具体例をお示しする。

生卵

97歳のSさんは、悪性腫瘍の終末期。疼痛コントロール目的の入院。悪性腫瘍のため徐々に食欲も低下。なんでもいいから好きなものを食べるように勧めた。入院数日後食堂で「生卵はダメですか?」生卵をゴハンにかけて食べるのが好きとのこと。私も好きだし、病気の性質からして食事制限は必要ない。食べたいものを食べてもらいたい。だが、ここで問題が生じた。一般に病院食は生ものは出さない。

せいぜい生野菜くらいで、刺身、生卵は出さない病院が多い。本診療所の食事を作るのは食事サービス課である。ここでは入院患者には生卵は出さない方針だ。卵料理は週何回か出るが、焼いたりして必ず火を通してある。そこに一人だけ生卵を出すのは……。診療所の食事代は保険診療の入院基本料に含まれるため、別料金はとれない。結局食事サービス課からは出せない。そこで個人で買ってもらって食事の時につける方法とした。

ここでもう一つ問題が生じた。本人が買い物にいくことが出来ないことである。親族は遠方のため、たまにしか来ない。したがって親族に買ってきてもらうことができない。このホームでは介護付きをうたっているように生活サービス課があり、この職員が家族代わりである。職員に買ってきてもらい、診療所の冷蔵庫に入れておいて、本人の希望した時に出すことにした。

生活サービス課の仕事の一つに〝買い物代行〟というシステムがある。本人に買ってもらいたい物のリストを書いてもらってスーパーに買い出しに行くシステムである。これは週一回行われている。そうすると1週間分の生卵を買ってきて冷蔵庫に置くことになる。そして本人が希望したら診療所職員が出してやる。なくなったら追加買い物代行をお願いし、もし古くなったら捨てる。

梅干し、ノリの佃煮

Hさんは94歳の女性。心房細動があり、何回か心不全をおこし、危険な状態に陥り奇跡的に回復した患者。今回も一時危篤となり人工呼吸器管理となった。本人はその時のことを覚えていない。

現在、心不全の管理と家族の希望「心配なので診療所で診てください」で入院継続中。心不全なので教科書的には水分や塩分の制限が必要である。しかし、回診のたびに「この食事は味が薄くてまずい。もう少し味をつけてくれればおいしいのに」と言われる。

「心臓が悪く辛い思いをしたでしょ。そうならないように薄味にしているの。薄味のほうが体にいいんだよ」

と言うと、その場ではわかったような返事をするが翌日、いやその当日にも再び

「味が薄い」

今の心臓食で食べられないことはないが、しかし、94歳にもなって、食事を楽しく、おいしいと感じてもらえないのはいかがなものかと考えてしまう。この患者さんの残りの人生はあと何年かはわからない。しかし、そう長くはないと思う。心不全の再発の可能性と残った生きる時間を大切にするのとどちらを選ぶか？

私は楽しい、おいしい食事をしてもらうことを選び、本人の希望通り梅干し、ノリの佃煮を許可した。

熱中症予防に水分を

夏、暑くなってくると、テレビ、ラジオでアナウンサーがしきりに「熱中症予防にこまめに水分を補給しましょう」と呼びかける。また新聞も7月に入ると熱中症の特集を組み、熱中症にならないために水分と塩分をとりましょうと書いている。

確かに健康な成人、特に心臓、腎臓に問題のない人は適度な水分、塩分摂取は熱中症予防に有効かもしれない。しかし、高齢の慢性心不全の人、慢性腎臓病の人、肝硬変で腹水のある人には必要以上の水分、塩分摂取はどうかと思う。

ほとんどの高齢者はテレビ、ラジオ、新聞は正しいと信じている。少なくとも私の言うことよりは正しいと確信している。

Eさんは今年89歳の女性。大動脈弁狭窄症という病気があり、大学付属病院に紹介したが、高齢という理由で手術を行わず、保存的にみている患者（手術を行わないと決めた大学付属病院の循環器の医師の判断を私も支持している）。

時々心不全の急性増悪を起こし、呼吸困難となり、運ばれてくる。そのたび酸素投与、利尿薬、ドパミンを使用し何とか回復している。Eさんがある時また呼吸が苦しく、ゼイゼイして言葉もでない状態で運ばれてきた。一見して心不全である。すぐに酸素投与、利尿薬、ドパミン、冠拡張薬を投与し、ようやく症状が落ち着いた。

数日後話を聞くと、テレビでそんなに暑くなくても部屋にこもっていると熱中症になるから水を沢山飲んだ方がいいと言っていたから食事以外にも水分をとり、寝る前にも必ず水を飲むようにしていたとのこと。外来で何度も水の飲みすぎを注意していたが、私の言うことよりテレビのタレントの言うことの方が正しいと信じている。次はいつ再発して運ばれてくるやら。次も救命できるとは限らないのに……。

高齢者医療の問題点を表26に示しておく。

クスリ

高齢者は複数の病気を持っている。必然的にクスリの種類も多くなる。しかし、患者さんによってクスリを欲しがる人、いやがる人それぞれである。クスリの種類、数の問題に加えて服用の問題もある。

クスリが多くなる人

■表 26：高齢者医療の問題点

1．脳血管障害、記憶障害、難聴にて病歴の聴取が困難である
2．病態が多様で症状が欠如することがある。
3．合併症が多く、かつ非典型的で不顕性のことがある
4．予備能力がなく、過水、脱水を起こしやすい
5．薬剤の治療域が狭く、副作用に留意しなければならない
6．治療効果が判定しがたい
7．治療のゴールを決めがたい
8．診療に関するエビデンスが少ない

シンプル内科学　南江堂　2008年4月東京

高齢者ではこのパターンが一番多い。なにしろ訴え（症状）が多い。加齢によるものが大部分であるし、根本的に治る病気ではないので、ある程度受け容れてもらい、できるだけクスリに頼らず日常生活の注意で様子をみたい。

しかし、執拗に訴えられ、どうにかしてくれと言われると、対症的にクスリを処方することになってしまう。そうすると、本人は満足(?)し、付添《つきそ》いの家族も納得する。めでたし、めでたしなのだが、私は、またクスリを出してしまった……本当に治る訳ではないのに……と後悔する毎日である。

クスリの多い患者――その1

Eさんは80代後半の男性。いっぱい病気を持っている。まさに病気のデパートである。脳梗塞後遺症、脳の血管異常（A-Vmalformation）、甲状腺機能低下症、不整脈、虚血性心疾患、肺気腫、慢性腎機能障害、糖尿病、両肩関節炎、変形性腰椎症、骨粗鬆症、軽度認知症などである。

しかも悪いことに脳外科、整形外科、泌尿器科、内科（私のところとまた別の内科）となんと5か所の医療機関に受診している。ある時どうも調子が悪い、食事ができない、体がだるい、全身のむくみが強いとの訴えで入院を希望され、入院精査とした。

まず、服用しているクスリをチェックしたらなんと15種類も服用している。それぞれの先生がそれぞれの病気に対し処方しており、一つ一つをみれば適切な処方と考えられる。たとえば、ある内科からは、糖尿病に対し、インスリンの分泌を促すクスリ、DPP4阻害薬、食後の血糖上昇を抑えるクスリ、さらに浮腫が強いため利尿薬が2種類、これに睡眠導入薬もでていた。

糖尿病治療に作用機序の異なるクスリを組み合わせて処方することはよくあることだし、利尿薬も組み合わせて処方することはよくあることだ。これに抗不整脈薬、強心薬、抗血小板薬、脳循環改善薬、鎮痛薬、胃の粘膜保護薬などがされていた。どれも、それぞれに適切な処方なのだが……結局精査の結果今回の症状は甲状腺機能低下症であり、少量から甲状腺ホルモンを使用したら、メキメキ症状が改善した。

入院当初は食欲がなく、のりの佃煮と梅干しなら少し食べられると言う始末。しかたなく「日本人ですからね」と許可した。そのうち、甲状腺ホルモンが効いてきたのか、元気になり、食事もとれるようになり、歩くこともでき、活気がでてきた。あれほど多量の利尿薬を服用してても一向に浮腫が消えなかったのが、すっかり細い足になった。血糖も安定。ここがチャンスと利尿薬を減らし、糖尿病薬も減らし、脳循環改善薬も減らし、なんと鎮痛薬も中止できた。それでもまだ8種類服用継続である。

この患者さんの場合、入院したため、いろいろな先生から処方されたクスリをチェックすることができ、こちらから各先生に手紙を書き、クスリの中止、減量の許可をいただけたことが大きい。もし可能なら全面的に当方で診察、投薬をし、必要な時だけ、専門医紹介という形をとりたいのだが、病院めぐりが好きな患者で……（私のところにも必ず2週間に1度くるが）。

高齢者は病気を多くもつ、クスリが増える典型的な例である。この問題を解決するにはかかりつけ医をきめ、その医師の判断で必要な時だけ専門医を受診し、クスリや検査の統括はすべてその医師が行うシステムが望ましい。

クスリの多い患者—その2（クスリが欲しい）

クスリを欲しがる患者もいる。心臓の薬、血圧の薬、抗血小板薬など必要な薬に加え追加処方となるケースである。多くの場合、眠れない、頻尿、足腰が痛い、めまいがする、頭が痛い、耳鳴りがする、足がしびれる、体の動きが悪いなどの訴えで、大丈夫だから様子をみるように説得する。もちろん説明の中に医学的なことも入れるが、やはり理解は無理。結局症状をすぐとってくれというばかり（結局患者さんにとっては、すぐに症状をとってくれる医者が名医で、じっくり日生活の注意などから入る医師のところには、途中から来なくなる）。

また、なかにはかなり無理な要求もある。便秘で便が硬くて苦しいとのことで、緩下剤を処方すると、今度は便が柔らかくなって困る……と。緩下剤を減量指示すると、硬くなるからイヤ。しかたなく副作用の少ないクスリの処方でその場を切り抜ける。

別の日にまた「便が出る薬をください」と言われる。「本人は便が硬くてでない」と訴えるが、直腸に指をいれて便の硬さをみると柔らかく、普通便より軟便の状態。体を動かし様子をみるように指示するもクスリを希望する。蠕動運動亢進薬と整腸剤を処方することになる。

鎮痛剤、眠剤も困る。鎮痛薬も数限りなくあるが、だいたいどんなクスリを処方しても効果なし。効果があがるのは，おおくは抗不安薬。眠剤も困る。本来高齢者には注意が必要な薬である。効きすぎて、ふらふらして転倒し骨折することがしばしばある。また、不眠は本人の思い込みもあり、介護の人に聞くと「よく寝ています」「昼間もよく寝ています」

本人に「1日や2日は眠れなくても大丈夫。昼は起きて何かしなさい」とアドバイスしても、「眠れないからクスリは欲しい」の一点張り。転倒の危険の少ないようなクスリを処方する。

また、感冒症状でクスリを希望する人も多い。

「カゼひいたからクスリをください」

診察しても所見なく、症状を確認しても、ただ「カゼをひいた」の一点張り。咳、咽頭痛、鼻水など上気道炎の症状を訊くもなにもなし。

「どうしてカゼなの」と訊くと、「なんとなく」

「クスリなど飲まずに家でユックリしていれば大丈夫」

「クスリをください。明日は用事があるから、すぐ治るクスリください」

しかたなく、軽いクスリを処方して帰す。

高齢者はクスリが好きというのも、昔の教育の問題かもしれない。

「お医者さんにかかってお薬をいただいた」

「お薬を飲めば大丈夫」

と教えられ、それで育ってきた人たちだから。

●クスリを拒否する人

処方しようと説明すると、拒否する人もいる。87歳女性、胸に異変を感じるとのことで受診。心臓の聴診で心拍不整あり。心電図で心房細動あり。高齢、動脈硬化もあることから、脳梗塞発症のリスクが高い。そのため、

「脳梗塞を起こす確率があるから血液をさらさらにする薬を服用しましょう」

とすすめるも、

「クスリは毒と本にかいてあった」から飲みたくない。さらに説明するも拒否。

そして最後に、

「血液をさらさらにするサプリメントをのむからいい」

もちろん、抗血小板薬、抗凝固薬を服用すれば、１００％脳梗塞が起こらないわけでもない。逆にのまなければ必ず脳梗塞が起こるわけでもない。あくまで確率の問題である。したがって私は最終的には本人の意思にまかせる。

ただ問題は、その意思の決定の根拠が雑誌、テレビなどマスコミからの不確実な情報によることである。私も昔はテレビ、ラジオの番組に出たことがあるが（その番組は治療の話ではなく、疾患の解説であったので出演をした）、最近のテレビをみていると視聴率稼ぎのための企画に思えてならない。

いま勤めている老人ホームに数人ではあるが、私と同年代の方が入所している。健康診断で高血圧を指摘され、受診した。当初は食事、生活指導で様子をみたが、やはり、血圧はあまり下がらず、明らかな高血圧である。今後のことを考え降圧薬をすすめると拒否した。

理由は「いまなんでもないから」。

高血圧は自覚症状は通常なく、薬を服用する意味は、将来予測される脳血管障害、心臓疾患、腎疾患、動脈硬化に基づく疾患などの予防であることを何回説明しても、

「今なんでもないから、そうなったら飲む」

「その時は遅い」のくり返し。

この場合も前の例と同じで、服用すれば合併症は起こらないかと言われると、その確率は低くなるが、服用しなくても合併症は起こらないかもしれない。あくまで確率の問題。

そこで、いくつかデータをみせることになるが、専門でない私には自分のデータがない。医学雑誌で仕入れた知識で説明するわけだが、最近はここにも問題がおきてきた。有名な薬品メーカーが大学病院の研究室とつながり、自社に有利なデータに捏造していたようだ。消化器では少しは自分のデータがあるのだが、少し古くなってしまい、結局は友人のデータを使わせてもらっている。

親友が数人大学病院で消化器の教授をしていて、学会で大活躍している。彼らの人

間性を知っており、彼らのデータなら絶対信用できるという確信があるので使用させてもらっている。そういった意味でも大きな病院に所属し、他の分野にも信用のおける友人の医師をもつべきと今つくづく思う。

いずれにしろ、クスリを服用する、しないはあくまで本人次第であり（後章でも話題になるが治療を受ける、受けないも全く同じ）、ある意味自己責任かとも思う。また一方の側も、もっと本当に説得できるデータを出すべきだが、結局確率が高い、低いということになってしまう。そのすき間をついてサプリメント会社が大儲けし、「医者にかかるな」などの新書を書いて世間を騒がせることになっているのである。

リハビリ

①整形外科的リハビリ

当老人ホームは高齢者住宅である。腰痛、膝の痛み、骨折（多くは大腿骨頸部骨折）

後の人が多い。いわゆる寝たきりにならないために運動は必要である。しかし、運動をする人は少ない。

しない理由はいくつもある。痛いから、動けないから、もう年だからもういいなどである。腰の痛み、膝の痛みの原因はいろいろあるが、多いのは変形性腰椎症、変形性膝関節症である。これは年齢とともに増加してくる、ある意味老化現象の一つであり、治ることはない。

したがって機能の維持につとめながら、対症的に痛みに対する治療を行うことになる。「このような症状にあれがいい、これがいい」とマスコミでサプリメントの宣伝がものすごい。テレビでこの種のコマーシャルを見ない日はない。有名人がニコニコして体を動かしている。いま申し込めば通常価格より安くなるとか、何箱申し込むとサービスで送料無料など……。新聞の折り込みにもなんたらエキスが入ってよく効くなど。

96歳のHさんは定期的に通院している。来ると必ず、

「体ガタガタ、食欲ない、歩けない、色気ない、ここだけ元気」

と唇をさす。そして、

「サプリメント六つ飲んでる。サメエキスでしょ、コンドロイチンでしょ、ニンニクエキスでしょ、シジミ汁でしょ……青汁でしょう……」

「Hさん、そんなにサプリメント飲んだら、それでお腹一杯でゴハン食べられないでしょ」

「食欲ない」

「コマーシャルにだまされてはダメ。ちゃんと食事したほうがいいよ……」

「○○さんがテレビにでてたから」

「ちゃんと食べて少しずつ歩こう」

この人は96歳にしては元気で診療所までユックリだが歩いてくるし、話もしっかりしている、ダジャレを言っても理解して返してくる。だから、このまま散歩を続けるよう勧めるが膝が痛くて歩くのは「ここにくる時だけ」と……。

毎日少しずつ歩くように何度言っても「痛いから」と……。「痛いかもしれないが、ここまで歩けるんだから、毎日少し歩きなさい」といくら言ってみてもダメ。こうして徐々に歩けなくなってしまう。職員に外に誘うように頼んでいるが、職員に聞くと手助けは受診の時だけとのこと。本来この施設は自立型老人ホームであるから、介護保険による支援を受けていない人に特別な支援はない。しかし、このような人を誘って一緒に歩いたり、話したりできる体制がつくれると、リハビリとまではいかないが、少しでも現状維持の時間が延びるとおもうのだが……。

同じように部屋でも何もしない人が多い。当老人ホームに入居している人の多くは定期的に外来受診している。診察の時に、それとなく日常生活を聞くと、年齢、夫婦で入居しているかなど、状況によって大きく異なるが、一人入居の超高齢者だと、朝起きてから一日中何もしない。体を動かすことは部屋でトイレに行く時だけ、あとは職員が運んでくれた食事を食べ、テレビをみるか、ボーとしているだけ。外に出るのは診療所にくる時だけ（車イスに乗せられ、職員が押して…）。

車イスでもいいから外に出て、外の空気を吸うように促すが何かと理由をつけて出て来ない。しかたがないので、あえて処方日数を短くして、何回か診療所に来るようにしかける。これは診療というより、体を動かしてもらう、外の空気を吸ってもらうための方策である。

●内科的リハビリ

整形外科疾患と並んでリハビリの対象となる疾患として多いのが、脳血管疾患後遺症である。その中でも脳梗塞後遺症が多い。脳梗塞の原因はいろいろで心房細動を指摘していたのに抗凝固薬を拒否した人、糖尿病、高血圧、脂質異常症がある人など。

急性期の治療が過ぎて、本人、家族と相談し、リハビリ専門病院にお願いすることが多い。3か月から6か月間のリハビリを終えて帰ってくるが、多くは転院時とあまり変わらない。

通常脳血管疾患を疑ったら、近くの急性期病院にお願いする。そこで急性期の治療が終了と同時にリハビリ病院に転院となり、リハビリが終了して当診療所にもどってくる。残念ながら、帰ってきた時は車イス生活のため、自立した生活は困難。

また、元の病気のこともあり、急性期から当診療所で診ることが多い。毎日手足の関節の運動（拘縮予防）、嚥下《えんげ》訓練を行うが、理学療法士、言語聴覚士が少ないため、適切なリハビリが継続できない。徐々に全体の機能は落ちてくる。一番問題になるのが、嚥下機能である。誤嚥、窒息が怖いので、食事介助する方も慎重にならざるを得ない。やはり、消極的となり、食事介助を控えることが多くなる。

そうするとエネルギー不足となり、栄養状態悪化となり、さらに嚥下機能、抵抗力、免疫力の低下となり、負のサイクルとなってしまう。栄養状態を良くするため、胃瘻《いろう》造設を考えることになる。胃瘻については終末期医療のところで述べるが、ごく最近はあまり造設しない風潮がある。

私は回復の可能性が高い患者には、胃瘻造設をすすめる。胃瘻からの経管栄養で栄

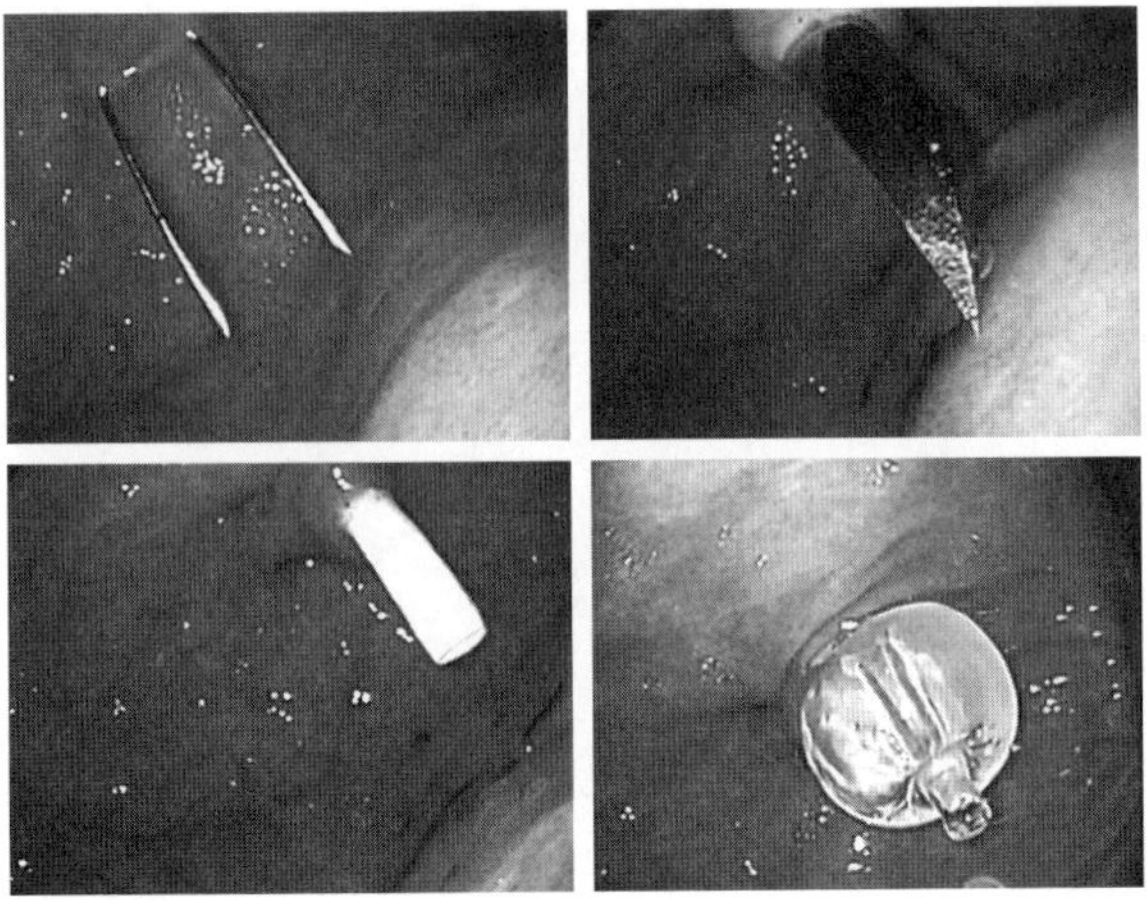

図3

養状態がよくなり、リハビリがすすみ、経口で食事摂取可能となり、胃瘻抜去した方も何人かいる。しかし、多くの人はそのまま徐々に衰弱し、終末期医療の対象になっていく。

Ⅳ　高齢者医療と終末期医療の挟間

合併症

高齢者は合併症を多数有していることも特徴のひとつであることはすでに述べた。それに加え、最も大きな要因は年齢である。加齢とともにヒトの生理機能は落ちる。

この二つの要因が高齢者の病気の診断のための検査・治療の大きな障害となる。採血、検尿、単純レントゲン検査、心電図でわかるものなら、当診療所でも診断できるが、その多くは、これだけでは疾患を疑うまでで、精密検査となると、中核病院に行ってもらい、ある程度負担になる検査となる。

たとえばＣＴ検査でも、中核病院にいってもらうことになる。確かに中核病院も地元の開業医のためにオープン検査といって、開業医からＣＴあるいはＭＲＩを直接予約し、検査だけする方法もある。しかし、精密検査となると単純なＣＴ、ＭＲＩだけでは不十分で造影が必要となる。造影となると、オープン検査では危険であり、中核病院を受診し、担当医からオーダーしてもらうこととなる。

そうすると、まず受診、検査予約、検査結果を聞くと少なくとも3回外来受診となる。

私の患者の多くは行くのが大変、しかも病院に行っても長い時間待たされる、それだけで疲れてしまう。ここで「わかる範囲でいい」と言ってしまう。この時まだ元気で、想定している病気だとしても治療に耐えられると判断すると、強く中核病院受診を勧める。

しかし、合併症が多く、全身状態が良くない患者の場合には、敢えて精査を強要せず、それでは様子を見ることにしましょうとなる。医師としてはハッキリとした診断がつかないまま診療を続けなければならないという葛藤もあるし、家族への説明も「……と思う」などのあいまいな表現しかできない。

この際必ず聞かれるのが、

「あとどのくらいですか?」

何しろ確定していないのに「○○ごろまでです」などと言えない。言えることは「わりません。様子を見ましょう」になってしまう。

そして、結局診断もついておらず、また、積極的治療もしないのだから、この段階で広い意味では「終末期医療」に入ることになる。ただし、いつ狭い意味の「終末期」になるかわからない（狭い意味の「終末期」とは、生命予後が数か月と判断できる頃からと考えている）。

別の状況として、診断もついている、病態もわかっている。たとえば脳梗塞を繰り返し、脳萎縮や脳虚血性変化が強く、回復の見込みがない場合、あるいは大腿骨頸部骨折でリハビリもできず寝たきりになった患者。狭い意味の「終末期」ではないが、必ずいつかはその時がくる。しかし、それがいつかはわからない。これも積極的治療をしないと決めた時から広い意味の「終末期」と考える。

高齢者の医療では、積極的医療をしない、という選択肢は大いにあり得るし、一方、その時いつ本当の終末期になるかは想像困難である。このような高齢者の医療と終末期医療の挟間があり、医師は本当に悩む時期である。

本人、家族とも「自然の経過に任せましょう」「様子見るしかないですか……」「あとはよろしくお願いします」と言ってもらえれば気分的には楽なのだが……。

Iさん94歳男性。人間ドックを受診し、ペプシノーゲン法陽性。胃内視鏡検査を行ったところ、胃体中部に進行癌が発見された。本人に内視鏡の結果が胃癌であると説明したら「それはいがんなあ……」。

そこで治療ということになるが、胃癌の治療は非常に早期なら内視鏡切除、転移が近くのリンパ節までなら外科的手術、遠隔転移なら化学療法（抗ガン剤）など癌の進行度と全身状態で治療法が変わる。そのため中核病院に手術の可否判定をお願いした。病巣の進行度はC Stage Ⅰb あるいはC Stage Ⅱと診断された。手術の適応ではある。

そこで担当医からの説明。

「手術可能だが、年齢もあるから積極的にはすすめないがどうしますか……」

Iさんは「年だから手術は受けたくない」

担当医「手術をしない場合、生存期間は2年くらい…」

Iさんは心配になってゆっくり相談したいと受診。診察時間外で話をすることになった。

本来胃癌の手術が可能かどうかは、病巣の進行度（今回は調べてくれた）と全身状態、特に心臓機能、呼吸機能、腎機能などを総合して判断する。しかし、Iさんの例では心臓の機能、呼吸機能、腎臓機能の精密検査はされていない。

Iさんと話をすることになったが、精密検査の結果なしで、どこまでエビデンスに基づいた話ができるのか……（最近は全てＥＢＭ、ＥＢＭの時代だが……）最低でも心エコー、スパイロ、クレアチニンクリアランスがされていれば、ある程度手術のリスクを説明し、手術をするか、なにもしないで様子をみるかをアドバイスできるのだが……化学療法は今までの経験からあまりすすめたくない。手術をすれば、呼吸器合併症のリスクがあり最悪手術死もあり得る。

また手術が成功しても、胃全摘出術になるので術後愁訴の問題もある。一方手術しなければ当分は大きな問題はないと思うが、1〜2年先に貧血あるいは肝臓転移、疼痛などで「終末期医療」になると考えられる。

Iさんも高齢なので、いつかは人生の最期がくることは覚悟していたと思うが、治療を受けなければ、あと数年と具体的に言われショックを受けたと思う。まさに高齢者医療から終末期医療へ移行の境だと考える。

苦痛を和らげる治療か延命治療か

悪性腫瘍で生命予後がある程度みえてきた時、高齢者では手術、化学療法、放射線療法などの適応はない。苦痛に対する治療と精神的ケアが主体となる。疼痛に対しては現在多くの鎮痛薬があり、これらをその人にあったものを選択し使用する。状況により頓用の薬を併用したり、増量もする。

また、鎮痛薬の副作用もあり、適切に副作用対策も行う。これらの薬物選択やその使用量及び精神的ケアなどは日本医師会の「がん緩和ケアガイドブック」に沿って行われるのが普通である。私も基本的にはこのガイドブックに沿った治療を行うこととしている。

しかし、現場では悪性腫瘍に伴う合併症による症状の対処に難渋することが多い。例えば当診療所で経験したことでは肺癌の胸水（呼吸苦）、転移性肝癌の黄疸（黄疸）、胃癌の腹水（腹満感）、胃癌の肺転移（癌性リンパ管症の呼吸困難）大腸癌の腸閉塞（腹満感、嘔吐）膀胱癌の尿閉（尿がでなくて苦しい）などがある。

最近、数例（胃癌、膀胱癌、大腸癌）で著明な貧血になり、動悸、息切れ、倦怠感を強く訴える患者がいた。私が赴任するまでは輸血は当診療所では行っていなかったようだ。必要な時は救急病院にお願いしていたようだ。純粋に医学的に考えると悪性腫瘍の末期に輸血は適応ではない。

しかし、臨床家として動悸がしたり、息切れをしたり、だるくて体をうごかせない、顔が真白などを訴える患者を目の前にすると、少しでも楽にしてやりたい。そのためには輸血を考えることになる。救急病院へ行くのも、輸血後救急病院から帰ってくるのも辛いと訴えられると「それじゃ、ここでできるようにしようか」ということになり、この診療所で輸血を行うことにした。輸血をして癌がよくなることはない、生存日数が延長するとも思われない。

ただ、症状が一時的に軽くなるだけである。これを意味ある医療行為とするか、あるいは無駄な医療行為で医療費の無駄使いととるか議論は分かれるかもしれない。しかし、私はあえて批判は覚悟で最低量の輸血をすることにした。

死亡診断書

高齢のため精査も行わず、積極的治療も行わず、そして徐々に衰弱し亡くなる方がいる。われわれは医学においてはまず診断があり、ついで初めて適格な治療が行えると教育されてきた。これは、正しいと思うし、そうあるべきと思う。

しかし、問診と身体所見のみで診断がつく病気はそれほど多くはない。血液検査、レントゲン検査、心電図で診断がつく例もあるが、少し複雑になると精密検査が必要となることが多い。

介護棟に入所している96歳の女性がいる。最近食欲がなくなり、ひと口、ふた口しか食べられなくなった。しばらく様子を見ていたが2週間たってもやはり、ひと口、ふた口しか食べられず、目に見えてやせてきた。既往歴に総胆管結石があり、その時は内視鏡的に排石している。ただし、胆嚢結石は残存している。

当初は胆石が流れて総胆管につまったかとも考えたが、疼痛なく、発熱なく、黄疸もない。症状からは考えにくい。他の全身性の病気も考えたが身体所見からどうもこれといった病気が浮かばない。そこで本人に負担がかからない腹部エコー検査を行ったところ、肝臓右葉に大きな腫瘤を認めた。

そこで血液検査を行ったが、普通の生化学検査、末梢血液検査は異常を認めなかった。腫瘍マーカー（癌細胞が産生する物質。血液で調べる）はCEA,AFP,CA19-9が高値であった。便潜血反応（患者自身では便を採取できないので、私が肛門から指を入れて便をかき出し、それを検査に提出）は陰性であった。実をいうと、腹部エコー検査といっても腰が曲がっている、腸管ガスが多いなどでようやく肋間操作で肝臓の一部が見えるだけ。

またポータブルの機器で解像力が劣り、技術がないという3悪条件が揃ったエコー検査であり、エコーで肝腫瘤が何であるか論じることは無理。肝臓の腫瘤もいろいろあるが、まず第一は肝細胞癌である。肝細胞癌の7割はウィルス性肝炎からの発癌である。この人の場合ＨＣＶ陰性（C型肝炎ウィルス）、ＨＢウィルス陰性（B型肝炎ウィルス）である。

また、血液検査上肝硬変の所見がない。また、ＡＦＰ上昇は肝細胞癌に合致するが、CEA,CA19-9 上昇はどうも合わない。次に多いのは転移性肝癌である。転移性肝癌としたら、CEA,CA19-9 が上昇していることを考え合せると消化器癌の転移の可能性が大きい。そこで患者さんに負担にならない検査でかつ情報が多く得られそうなのがC

T検査である。

もちろん当診療所にはCTなどない。幸い伊東市民病院ではオープン検査といって、伊東医師会の先生が伊東市民病院放射線科に連絡すると、市民病院の診察なしで検査だけして、その画像を貸してくれるという大変ありがたいシステムがある。そこでこのシステムを利用したCT検査を考えたのであるが、当診療所から市民病院まで車で30分位かかる。全身状態は悪く、血圧も90台である。

この患者に検査を受けてもらうかどうか迷った。とりあえずオープン検査の予約をして、検査日までの間に点滴をして様子をみた（3日間）。全身状態が特に悪化しないため、ゆうゆうの里の職員に頼んで、ストレッチャーで行ける車を用意してもらい、市民病院に着いてからも検査室までストレッチャー移動（つまり全てストレッチャー）を指示し、検査に行ってもらうこととした。

本当は肝腫瘤であるから造影剤を使用した、造影CT検査の方が情報量が増えることは充分承知しているが、造影検査だと万が一の時市民病院に迷惑がかかるので単純

CTのみとした。CT検査の結果は残念ながら、やはり確定とはいかなかった。かつ、また他部位に単純CTに所見が出るような大きな病変は見当たらなかった。

さらに腫瘍の中心が壊死におちいってる所見があり、CT画像上は肝膿瘍の可能性もでてきた（腫瘍マーカー上昇、LDH上昇、炎症反応陰性より肝膿瘍は否定的だが……）。本当に診断するならば上部消化管内視鏡検査、下部消化管内視鏡検査。それでも診断がつかなければ肝生検を行うこととなる。

ところが、96歳の全面介護を受けている患者である。当診療所には内視鏡もない、ましてや肝生検は不可能である。これ以上の検査はできない。さらに、たとえ診断がついたとしても治療に結びつかない。

つまり、全身状態、年齢からして治療（診断にもよるが手術、抗ガン剤など）はもともと不可能である。それならば敢えてこれ以上診断をつける必要もないし、そっと見守り最終的には「看取り」となるのでいいのではないだろうか。

ここで二つ問題がでてくる。一つは家族への病状の説明である。ほとんどの家族は医師が診察すればそれで診断がつく。予後もわかると思っているようだ。診断がついてその病気の程度がわからなければ生命予後の推測など困難である。

この場合は、悪性腫瘍の可能性が高いからある程度の説明がつくが、正確なことは言えない。家族に悪性腫瘍の可能性が高いが、どのような悪性腫瘍であるか、つまり原発性か転移性か。原発性としたら肝細胞癌、胆管細胞癌。転移性としたら、原発は胃か大腸か、など説明し、正直に分らない、だから予後の推測も難しい、ただ全身状態からみてそう長くないと説明するしかない。この家族は、

「よくわかりました。よろしくお願いします」

といってくれたのでよかったが、同じ様な状況で時々、

「どうしてわからないんですか？」

「今は血液一滴で診断がつくって言うじゃないですか」

「新しい抗ガン剤があるんでしょ」

「重粒子線なら治るでしょ」

などなど言う家族がいる。マスコミの力は大きく、われわれの力は小さいことを実感する時である。

この様な家族の場合には根気よく説明するのが良い医師なのだろうが、私のように短気でダメ医者は時に声を荒げて、

「医学はこういうものなの！　マスコミで言ってることを信じちゃあダメ」

「テレビなんか視聴率が上がればいいの、提供会社のコマーシャルになるから」

などといい、時には、

「セカンドオピニオンを聞きに行くから紹介状を書いてくれ」

「いいよ書くよ。だけど、本人を連れていくのは、本人に酷だよ、連れていくだけで、本人はまいってしまうから」

と言うこともある。

もう一つはこのような状況で亡くなることがある。つまり、診断がつかないまま亡くなる場合である。人の死とは、医師が死亡と診断し、医師が書いた死亡診断書が市

役所などで受理されて、その時点で社会的な死となる。われわれは死亡診断書を書く。死亡診断書は亡くなった人の名前、生年月日、亡くなった時刻、場所とともに死因を書く必要がある（表27）。

死因は何段階かに分かれていて、最初の欄は直接死因を書く。その次の欄はその直接死因の原因を書く。さらにもう一段下に、上記の原因を書くという順で4行書くことができる（表28）。この死亡診断書の書き方については厚生労働省大臣官房統計情報部・医政局より「死亡診断書（死体検案書）記入マニュアル」という小冊子がでているが、多くは先輩医師に書き方を教えてもらったものである（最近の教育は知らないが）。

例えば前記のような症例では、直接死因としては呼吸不全とか急性心不全、あるいは多臓器不全などと書かれると思う。そして、その原因の欄で○○癌と書けば問題ない。しかし、癌だと思っていても確証がない場合、例えば細胞診でclass V、組織診で癌、画像所見で明らかな癌で、かつ血液検査で腫瘍マーカーが有意な上昇があれば○○癌

●死亡届（死亡診断書、死体検案書）

■表 27

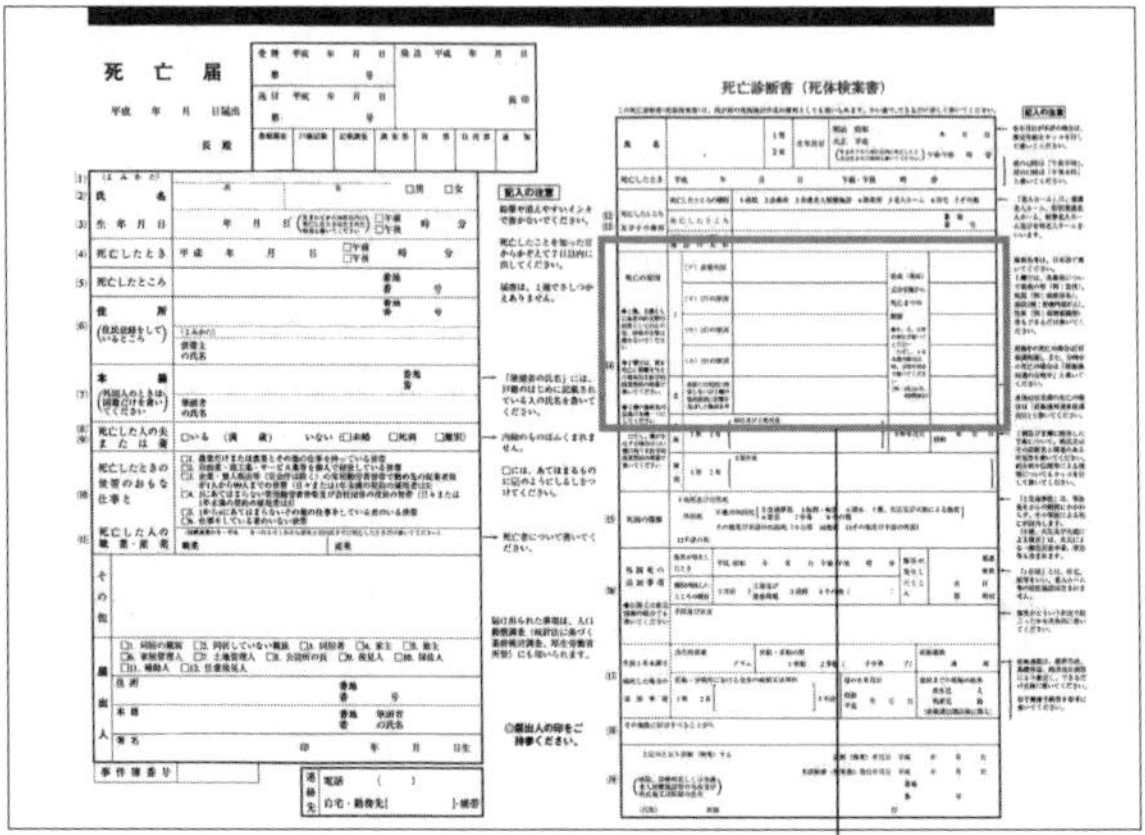

■表 28

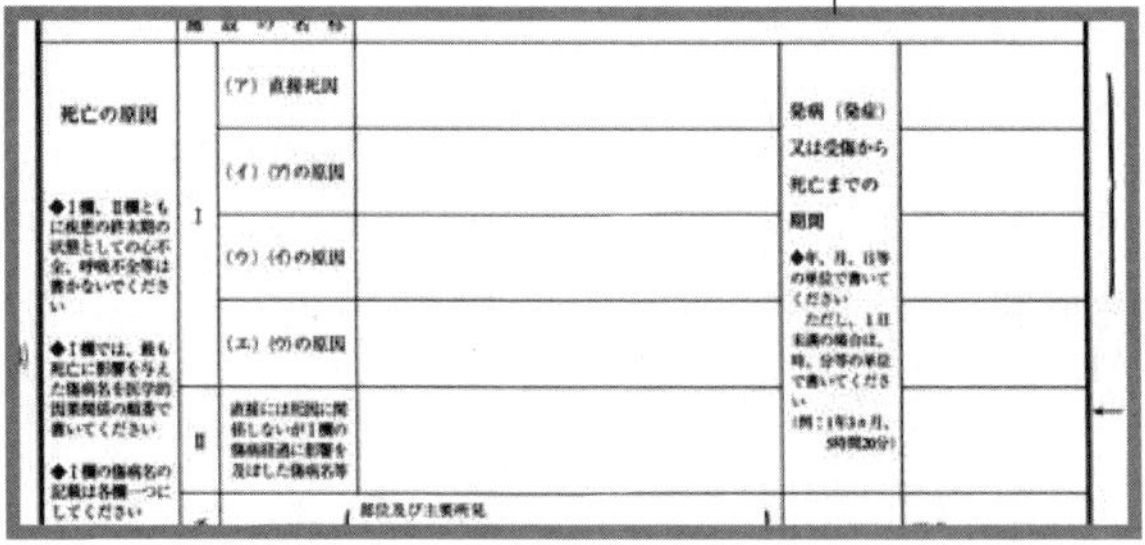

死亡の原因

◆I欄、II欄ともに疾患の終末期の状態としての心不全、呼吸不全等は書かないでください

◆I欄では、最も死亡に影響を与えた傷病名を医学的因果関係の順番で書いてください

◆I欄の傷病名の記載は各欄一つにしてください

I	(ア) 直接死因		発病（発症）又は受傷から死亡までの期間 ◆年、月、日等の単位で書いてください ただし、1日未満の場合は、時、分等の単位で書いてください （例：1年3ヵ月、5時間20分）	
	(イ) (ア)の原因			
	(ウ) (イ)の原因			
	(エ) (ウ)の原因			
II	直接には死因に関係しないがI欄の傷病経過に影響を及ぼした傷病名等			
		部位及び主要所見		

と書くことができる。

しかし、それ以外の場合には直接死因の原因として癌の病名を書くことができない。そこで、時に苦し紛れに直接死因を呼吸不全、その原因を肺炎（実際ほとんど肺炎を併発している）とすることさえある。これは間違いではないが、亡くなった患者の病態を的確には表してはいない。

要は、治療に結びつかないが何が何でも検査をして診断にこぎつけて、医学的に正確な診断書を書くべきなのか、あるいは全身状態、年齢、患者への負担を考え、ある程度までとし、死亡診断書は本当の病態とはかけ離れた病名になってしまうが嘘でなければ許されるとするかである。本来は前者であるべきと思うが（かつて東京医大時代と国際医療福祉大学熱海病院で働いていた最初の頃は前者に近いことをしていた）、患者さんのことを考えたら後者でも仕方がないと思うようになってきた。

高齢者の死亡診断書で困ることをもう一つ。日本人の死因の第1位が悪性新生物、第2位が心疾患、第3位が肺炎である。「老衰」という言葉もよく聞くと思う。新聞

■表 29：性別にみた死因順位別死亡数・死亡率（人口 10 万対）

死因	平成24年						平成23年	
	総数		男		女		総数	
	死亡数	死亡率	死亡数	死亡率	死亡数	死亡率	死亡数	死亡率
全死因	1 256 254	997.4	655 468	1068.8	600 786	929.6	1 253 066	993.1
悪性新生物	(1) 360 790	286.4	(1) 215 011	350.6	(1) 145 779	225.6	(1) 357 305	283.2
心疾患	(2) 198 622	157.7	(2) 92 860	151.4	(2) 105 762	163.6	(2) 194 926	154.5
肺炎	(3) 123 818	98.3	(3) 66 329	108.2	(4) 57 489	89.0	(3) 124 749	98.9
脳血管疾患	(4) 121 505	96.5	(4) 58 570	95.5	(3) 62 935	97.4	(4) 123 867	98.2
老衰	(5) 60 669	48.2	(7) 14 714	24.0	(5) 45 955	71.1	(6) 52 242	41.4
不慮の事故	(6) 40 857	32.4	(5) 23 625	38.5	(6) 17 232	26.7	(5) 59 416	47.1
自殺	(7) 26 400	21.0	(6) 18 469	30.1	(8) 7 931	12.3	(7) 28 896	22.9
腎不全	(8) 25 061	19.9	(9) 11 801	19.2	(7) 13 260	20.5	(8) 24 526	19.4
慢性閉塞性肺疾患	(9) 16 371	13.0	(8) 12 849	21.0	(19) 3 522	5.4	(9) 16 639	13.2
肝疾患	(10) 15 944	12.7	(10) 10 414	17.0	(13) 5 530	8.6	(10) 16 390	13.0

注：1）（　）内の数字は死因順位を示す。
2）女の9位は「大動脈瘤及び解離」で死亡数は7503、死亡率は11.6である。
3）女の10位は「糖尿病」で死亡数は6836、死亡率は10.6である。
4）「結核」は死亡数が2105、死亡率は1.7で第26位となっている。
5）「熱中症」は死亡数が720、死亡率は0.6である。

の死亡欄にも「老衰」と書かれることが時々みられる。老衰は死因の順位でいくと第5位である（平成24年）（表29）。私も時に「老衰」と死亡診断書に書くことがある。私の場合は、特に大きな、死亡に結びつくような病気もなく、自然に食べられなくなり、肺炎もおこさず、苦しまずに息を引き取った様な場合で、明らかな病名がハッキリしない時に老衰と書く。

死亡診断書に病名を書く欄の話は前にしたが、実はその横に、その病気になってから死亡までの期間を書く欄もある。例えば癌なら、症状がでた時から亡くなるまで、あるいは診断がついてから亡くなるまでの期間を書く。癌などではあまり問題はない。

しかし、老衰の場合はいつから老衰と考えればいいのだろうか？「老衰」と書くときいつもこの期間について悩む。「老衰」とは何だろう。広辞苑第6版では「老いて心身の衰えること」と記載されている。

それではいつからを「老い」というのだろうか？　老年人口といわれるのは65歳以上だから65歳からだろうか……私は生まれてから死ぬまでの積み重ねが老衰ではない

だろうかと思う。

したがって老衰で死亡の場合の病気（老衰を病気と考えるのも問題だが）の期間は生まれてから死亡までの間ではないかと感じる（死亡診断書には亡くなった時の年齢を書く欄はない。生年月日と亡くなった年月日を書くから分かることは分るが）。

ある時、死亡診断書に老衰と書いて、その期間を空欄で出したら、市役所が受け取れないといってきた。その人は96か97で亡くなったので「それじゃ97年間」としたら「それはあり得ない」とまた受け取りを拒否された。しかたなく（ゴタゴタしても困るのは家族だけなので）食事摂取量が減ってからの期間を書いておいた。死亡診断書は簡単なようでなかなか奥が深い。

死亡診断書で困ったことをもう一つ。これはいまの診療所にきてからは全くないのが不思議なことだが……保険会社とのやりとりである。国際医療福祉大学熱海病院の時には生命保険会社などからの書類が多くて辟易《へきえき》したことを覚えている。

保険会社は「できるだけお金を出したくない」、家族は「できるだけ払って欲しい」

という立場であるので、場合によると書き方で多少金額が変わることもあり、両者から診断書についての説明を要求されたこともあった。

老衰という死因についてもう一つ。これは家族から感謝された例である。

93歳の女性。脳梗塞後遺症があり、脳血管性認知症があり、徐々に食べられなくなり、いわゆる最近でいう「老年症候群」の状態（病名のことはこの本では触れないが、われわれが使う病名と一般で使われる病名とは異なる場合がある。この老年症候群も病態を統括した非常に理解しやすい病名であるが、実地臨床では保険診療のため、老年症候群という病名は使用できない。また、死亡の原因病名にも老年症候群は使えない）。

そのまま肺炎を合併せず静かに息を引き取ったので、私は死亡診断書に「老衰」と書いた。家族は死亡診断書をみて、

「よかった。老衰で死んだのですね」

「天寿を全うしたのですね」と。

私は敢えて脳梗塞のことも、認知症のことも書かなかった。

実を言うと、死亡診断書には直接死因とは関係しないが、影響を与えた病気を書く欄もある（表28）。本当のことを言えばここに脳梗塞、脳血管性認知症と書くべきかとも思う。

しかし、そう考えるとその他にもいくらでも影響を与える病気はあるので、全部は書けないし、あえて書かなかった。この方の場合以外でも私は認知症をこの死亡に影響を与えた病気の中には書かない。

死亡診断書は天国に行く通行手形だから、本人のプライドを傷つけるようなことはしたくない（このように認知症を意識すること自体が、認知症に対し偏見をもっていることの証明になってしまうのかもしれないが……）。

V　終末期医療

人は必ず死ぬ。１００％確実である。最期をどう迎えるか、考えておく必要がある。特に我々団塊の世代が後期高齢者になる２０３０年頃には、年間約１６０万人が死亡すると推測されている（表17）。前にも述べたように高齢者は複数の病気を持っており、それに老化が加わった状態である。そして、必ず最期がくるのだから、どこまで医療を行うのかという問題が生じる。

私は昭和50年に大学を卒業した年代である。その頃は「生命は地球より重し」と教えられ、１日でも、１時間でも1分でも長く生きさせることが医師の務めであり、技量であった。私も大学病院勤務中は治らないのがわかっていても、人工呼吸器を装着し、心臓マッサージをし、ボスミン（強心作用、血圧上昇作用のあるクスリ）を何筒も注射し続け、どうしても心拍が再開しないことを確認して、家族に「もう心臓が回復することはありません。これで心臓マッサージを止めます」と宣言し、死亡とした。そして「〇〇さんはよくここまで頑張りました」と家族に言った。

しかし、今になって考えると本当に本人は頑張ったのだろうか……。早く楽になりたいのに管を入れられ、酸素を強引に送り込まれ、注射をどんどんされ、胸を力一杯押され、形の上だけ生きているようにされただけではないだろうか……と思うようになってきた。回復が望めない、死が今ではないにしろ避けられない状態で、このような医療行為が必要だろうかと考えるようになった。

終末期医療とは

終末期医療の定義は極めてむずかしい。医学書院の医学大辞典では終末期医療(ターミナルケア)とは「予後3～6か月と診断された患者。あるいは、これ以上の積極的治療の期待できないと判断された患者とその家族に対し、症状の緩和と苦痛の除去を主としQOLの向上を目指して行われる医療・看護」と説明されている。

言葉の上では非常にわかりやすいが、現実の臨床現場ではとまどうことがある。そのためか、いろいろな団体がそれぞれの考えで「終末期」を定義している。

最近日本病院会は「『尊厳死』一人の安らかな自然の死についての考察」を公表している。その中でも終末期の明確な定義はされておらず、

「終末期の判定は複数職種による医療チームで行う」

とされているだけだ。

ここで終末期に関するいくつかの団体の定義を紹介してみる。尊厳死法制化を考える議員連盟が出した『終末期の医療における患者の意思の尊重に関する法律案』では、「『終末期』は患者が傷病について行い得るすべての適切な医療上の措置（栄養補給の処置その他の生命を維持するための措置を含む）を受けた場合であっても、回復の可能性がなく、かつ死期が間近であると判定された状態である期間」としている。

私の理解では、この定義によれば人工呼吸器を装着し、ＩＶＨにし、あらゆる薬剤を使用すれば、とりあえず延命できる場合がある。この時は、回復の可能性はないにしろ、死期はとりあえず先延ばしできる。したがって「終末期」にはならないとも理

解できる。すると、行い得るすべての医療上の措置を行なわくては判断できないのか……。

日本老年医学会では、

「症状が不可逆的かつ進行性で、その時代に可能な限りの治療によっても病状の好転や進行の阻止が期待できなくなり、近い将来の死が不可避となった状態」としている。

この場合でも可能な限りの治療を行って、病状の進行の阻止が期待できないと判断する困難さがある。私の経験では、今治療をすれば、1年後はわからないが、少なくとも1か月は生命は大丈夫としたら、あらゆる治療をすることになると理解する。

医師は予言者ではない。医師であっても、死の時期を間違えることはしばしばあることだ。あと何年くらい、あと何か月、あと何日とか家族に聞かれ、答えるが大体において間違えることが多い。あと2年くらいといっていた患者が3年生きたとか、あと数か月といっていた患者が1年以上生きたとかもある。

予測より長く生きると医師は「すごい。○○さんはものすごく頑張った」などとごまかす。後数日といったその日に亡くなることもある。このような場合はなかなか説明がしにくいことがある。

このように本当に死期を推測することは難しい。私は最期まで診てやりたいので、臨終の場には、やむを得ない事情を除けば必ずいるようにする。

すると、病院、診療所から一歩も出られない。少なくとも15分以内にもどれるところまでしか出られない。死期の予想が外れることが多い私は、結果的に何日もどこにもいかれないことが多い。逆に出かけた時思いもしなかった患者が急変して、急いで帰っても間に合わずということも時々あった。

すなわち、死期が間近とか、近い将来の死の判定はそんなに簡単ではない。

終末期とは

いままで述べたように終末期の定義は難しい。余命の期間の判定も困難である（表

30)。当診療所のように多くは高齢者、一人住まい、子供、孫は都市部在住というパターンである。家族にあと「何か月くらい」とはいままでの経験から説明する。

しかし、それも表現はあいまいにせざるを得ず、よく使うのが「年を越せるかどうか」「桜の咲く頃」「ゴールデンウィークの頃」「梅雨の頃」「この夏は越せないと思う」「夏は越せるが、年は越せない」など季節に合わせおおよその予想を宣言する。

さらに、あと数日になった時がこまる。それまでに急変する可能性がある旨は説明してあっても、家族は臨終に立ち会いたいという気持ちもあるのだろう。

「もしもの時、教えて下さい、すぐ行きますから」と。

もしもの時はどんな時ということもあるが、急変してから連絡では延命処置をしないのでは間に合わない。東京など遠方から来るのでは3～4時間かかる。夜中だと交通手段がないから「明日一番でいきますからよろしくお願いします」と。

そう言われても家族が来るまでの間に、もし心停止、呼吸停止したら、臨終に間に合わせるため（社会的死であり、生物学的、医学的死は心停止、呼吸停止、対光反射

■表30：死に至るまでの経過

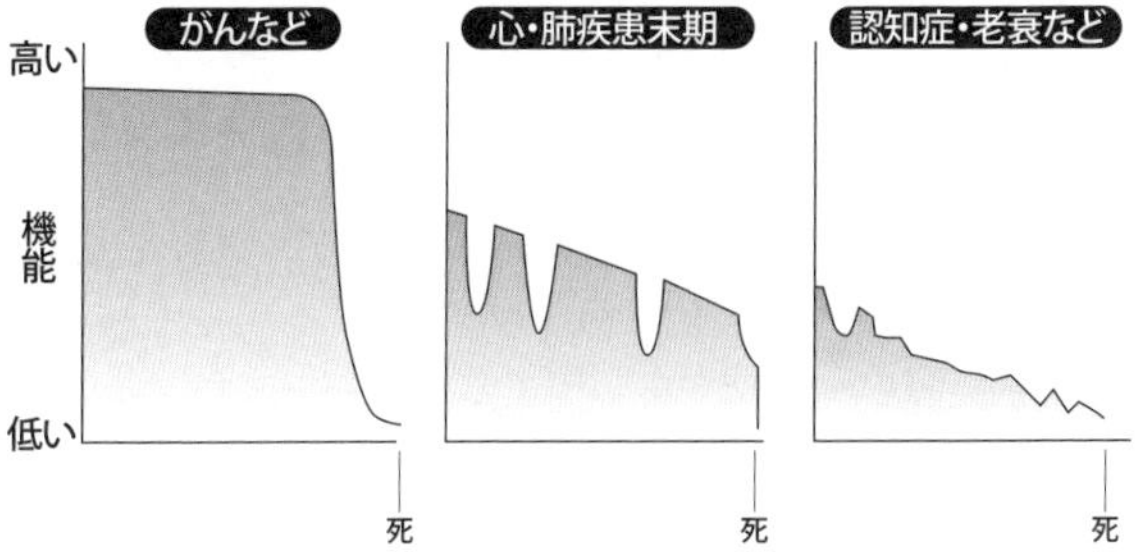

比較的長い間機能は保たれ、最後の２カ月くらいで急速に機能が低下する経過

急性増悪を繰り返しながら、徐々に機能が低下し、最後は比較的急な経過

機能が低下した状態が長く続き、ゆっくりと徐々にさらに機能が低下していく経過

出典:Lynn J:Serving patients who may die soon and their families.JAMA,285:925-932(2001).
(篠田知子訳:Medical Asahi,:2006,80-81)

なしが確認された時である)、どうしたらいいか、本人は何もしないでくれ、延命治療もしないでくれと書いているのに家族は臨終に会いたい……。

その時々の事情で、場合によっては本人の意向とは異なる処置をせざるを得ないことがある（処置をしながら、だれのための医療か割りきれない気持ちになる）。

重症の患者を抱えると、いつ家族に連絡するか迷うことが常である。

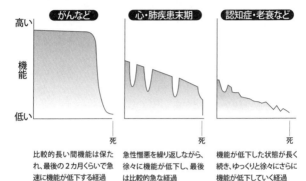

91歳男性の場合。脳梗塞後遺症で経口摂取不能、自力体動不能、意思疎通不能の状態でもう1年間同じ状態。IVH中心静脈

栄養（太い静脈にカテーテルを入れ、そこを通してカロリーの高い輸液をする。一日一〇〇〇kcal以上にできる）を行っていた。肺炎をくりかえしている。ある日の午後7時ごろ突然血圧が70台に低下、SpO2も70％台、下顎呼吸となる。すぐに家族に連絡すると

「明日朝一番でいきますから。お昼頃着きます」

「お願いします」

「それまでもたない可能性が大きい」というも、

「明日までお願いします」

以前家族と話した時は、苦しめないで、そっと逝かせてください。お母さんのところに行かせてやってください」と言ったのに！

吸引するも充分吸引できないため、気管挿管し、アンビューバッグで人工呼吸をし、挿管チューブから吸引し、強心剤を静注、昇圧剤使用すると自発呼吸がもどり、血圧も徐々に回復。安定してきて抜管したのが真夜中。朝方には状態安定。昼ごろには血

圧100台、SpO2も10ℓマスクで90%台に回復。そこに家族来院。
家族に昨夜からの経過を説明すると
「今日中ですか。いつまでもちますか」
「また同じ様なことが起こったら分らない。今は安定しているので山は越しました。いつかはわからない。今日ということはないでしょう」
すると
「3日間休みをとってきましたからずっといます」
「ずっといても結構ですが、3日間で亡くなることは可能性は低いです」
「どうしよう会社休めないし、喪服もってきちゃった」
しかたないので
「喪服はおいて帰りなさい。次に連絡するのは呼吸が止まってからにします」

私の終末期の定義

私は終末期を「食べられない」「わからない」「動けない」の3つの要素を重視している。これは私が考え出したのではなく、なにかの本に書いてあり、なるほどと納得し、その後実践していることである。

このうち私は「食べられない」をもっとも重視している。「食べられない」状態もいろいろある。脳梗塞などによる嚥下《えんげ》障害で食べさせると、誤嚥で肺炎のリスクが高い状態。これも一般的には「食べられない」になる。

しかし、これは私は「食べさせられない」であって、「食べられない」のではないと考える。この時は本人の全身状態次第である。何らかの方法で栄養を補い、嚥下訓練を行えば、再び食べることができる可能性がある場合は、胃瘻《いろう》あるいはＩＶＨを行い全身状態を改善しつつ、嚥下訓練を行うこともある。

実際、胃瘻あるいはＩＶＨで栄養、水分を補ってリハビリで食べられるようになり、胃瘻を閉鎖、ＩＶＨ抜去した人もいる。そのうち何人かはいまも元気に外来通院している。もちろん何をしても嚥下リハビリの効果なく、ずっと胃瘻、ＩＶＨという人もいる。経口摂取可能となるかならないかの判断は極めて困難である。

「食べられない」のもう一つに、嚥下機能そのものは悪くないが「食欲がない」「口に入れても出してしまう」場合がある。この場合は本人が食べたいもの、食べる気力がある時にだけ好きなものを食べてもらうことにする。

しかし、体を維持するために必要なカロリーは経口では不十分である。このような場合にＩＶＨあるいは胃瘻で不足分のカロリーを補うかどうか迷うところだ。他の要素「わからない」「動けない」が加わっている場合は、ＩＶＨ挿入はしないで、徐々に全身衰弱がすすむのを診ていくことになる。このような人の最期は、ほとんどの場合穏やかな最期が多い。

家族の終末期のとらえ方

91歳の男性。認知症と慢性硬膜下血腫術後で意思疎通不能、自力歩行不能で車イス生活。ある初夏の夕方、突然全身ケイレンをきたし、診療所にストレッチャーで運ばれてきた。間代性の強直性ケイレンで癲癇発作と診断した。

しかし、身体所見だけではその原因追及は困難なため、市の救急車を要請し救急病院へ搬送した。救急病院へ依頼の時にも、救急病院から既往歴、現症を聞かれた。正直にいままでの状況を報告し、引き受けていただく。当日付き添ったゆうゆうの里の職員から夜遅くに報告があり、抗ケイレン薬の注射でケイレンは少なくなったとのこと。担当の先生が家族に連絡して、

「脳梗塞によるテンカンと思われるが、ハッキリしない。キチンと原因をつきとめるにはいろいろ検査をしなければならない。本人の負担にもなるがどうするか」

と聞いたところ、家族は、

「検査はしなくて結構です。万一のときも延命治療はしなくて結構です」

と答えたことも知らせてくれた。

その後、経過順調で3日目で退院となる。帰里の当日から発熱あり、翌日早朝ケイレン発作あり。午前6時30分私のところに連絡あり、診療所に連れてくるように指示し、私も診療所に向かった。


診療所に倒着すると、まだ患者さんは倒着しておらず、しばらくして搬送されてきた。前回と同様だが、ケイレンそのものは前回より軽度また持続時間も短い。抗ケイレン薬を注射し、様子をみるが意識障害改善せず。

ここでどうするか考えたが、精密検査はしない、延命治療はしないのだからこのまま、ここで対症的に診ていくと決断。輸液、抗ケイレン薬、抗菌薬を開始。ケイレン発作時に口腔内に分泌物がたまり、誤嚥性肺炎を併発、また採血の結果甲状腺機能亢進症（この年齢で亢進症？）あり、正確な病態はもちろん不明だが、何らかの脳内の変化が起きていることは確実である。状態からしてすぐに亡くなることは考えにくいが、本当の病態が不明なため、何がおこるかわからない。

家族に「急変する可能性もある」旨連絡すると、

「○○病院へ送って検査してもらえるんですか。○○病院へ通院することになっていたんじゃないですか」と。

救急車で搬送した日の職員からの報告をもとに、

「本人の負担がかかることはしない約束でしょ」

「でも○○病院に行けば治るんでしょ」

「○○病院だって検査しなくてはわからないといってるでしょ。もともとの脳萎縮は治らないし、認知症も治らない。だったら本人の負担にならないようにして、自然の経過にしてはどうですか……」

「自然の経過の中で急変はあり得るんです」と説明し、ようやく納得してもらった。

いっそ○○病院へ搬送してしまおうかなとも思ったが、かって救急病院で働いていた時のことを考えると、やはりここで診てやることが本人にとって最善と判断。

この患者さんの場合の問題点は、患者自身に自己の意思表示がない。家族も医師の説明を充分理解できていない。○○病院の医師も年齢、全身状態から判断して積極的医療の対象とはならないことを「患者に負担をかけない」という表現で説明したこと。

私も全身状態が悪化しつつあるため「急変の可能性あり」と連絡し、家族が驚いたことなどがある。本人は、もうすでに意思表示は不能なので、今、何をいっても解決策にはならない。今、残された解決策は家族の考え次第。

「現代医療でできるだけのことをしてください」

「負担かけないようにしてください。そのためには経過中に急変する可能性があることも承知しました」

「先生の考え通りやってください」

などの明確な考えを示してもらえると方針がしっかりするのだが……。

しかし、これらの方針を決めるにしろ、「人は必ず死ぬ」という事実だけはしっかりおさえておかなければならない。また、人は、特に高齢者は、突然思わぬことが起きることも理解しておかなければならない。

終末期医療は誰のため？

終末期と判断したら、どのような医療を行うのか？　ここでその人の意思が重要になってくる。最近の傾向としては「自然死」「平穏死」「自立死」「尊厳死」などの言葉が流行るように、「穏やかに、楽に死にたい」という希望が圧倒的に多い。

また国も、超高齢者の終末期は医療機関に入院せず、自宅で亡くなるように仕向けている。私も治療はとくに行わず、自然に近い死を迎えればいいかと思う。ただ、問題はどこで最期を迎えるか、医療以外の看護、介護をどのくらい受けられるかである。場所、看護、介護の問題は別項として、ここでは終末期の医療に話をしぼる。

終末期の医療が積極的医療よりも自然に近い形を希望する人が増えていることは、

先に述べた通りである。しかし、現実の臨床の場では、本人がいくら事前に意思表示をしていても、家族が「ああしてくれ」「こうしてくれ」と言ってくると、本人の意思とは異なる医療を行わざるを得ないことがある。

家族は、胃瘻を造って栄養状態をよくしてやってください、効くクスリを使ってください、点滴をしてください……などと言ってくる。

終末期医療には、最期までできる限りの医療を行うという立場と、積極的医療はしないという立場に大きく分かれる。そして、積極的にやってくれというのは、多くは家族であり、本人が積極的医療を意思表示することは極めて少ない。

そうすると、本人と家族の意見が分かれていることになる。その場合、医療を行う立場としてはどうしたらいいか？　現在病院での医師不足が騒がれている原因の一つは、患者家族からのクレームがいやで、逃げ出す医師が多いことである。このような場合も後で、現場でいろいろと言ってくるのは家族である。

したがって、医療を提供する側は本人の意思より、家族の意向に沿った医療になららざるを得ない。本人にとって極めて不本意な結果だと思う。

これを防ぐためには、意思表示をわれわれ医療提供者に表示すると同時に家族にもハッキリ意思表示しておいていただきたい。われわれの施設では、まだ意識が明瞭なうちに「事前指示書」（表20）なるものを提出してもらって、それをもとに本人と私で話合いをし、確認する作業を行っている（表31は、国立長寿医療センターのもので、我々も参考にしている）。

この時「家族の方にこの書類を見せたんですね」と確認すると、しばしば、「家族は大丈夫。わかってるから」、「家族は関係ない」と言う。実はこれが一番問題になることであるが……。

97歳女性。転倒して右の肋骨骨折。整形外科を紹介。リブバンドで固定していたが、骨折数日後、整形外科受診中に突然倒れた。血気胸といって折れた肋骨が血管を破って胸の中に血がたまり、呼吸困難、貧血になる状態。ただちに、胸腔穿刺し、血液を

表 31：事前指示書（国立長寿医療研究センターで使用）

私の医療に対する希望（終末期になったとき）

終末期とは「生命維持処置を行わなければ、比較的短期間で死に至るであろう、不治で回復不能の状態」です.

- 患者様が終末期になったときの受けられる医療に対する希望を患者様ご本人が記載してください.
- 患者様ご自身で判断できなくなられたとき, 主にご家族・主治医の参考になると思われます.
- この希望はいつでも修正・撤回できます.
- 法律的な意味はありません.

1. 基本的な希望　　（希望の項目をチェック（✓）してください）

①痛みや苦痛について　□ できるだけ抑えて欲しい（□ 必要なら鎮静剤を使ってもよい）
　□ 自然のままでいたい

②終末期を迎える場所について　□ 病院　□ 自宅　□ 施設　□ 病状に応じて

③その他の基本的な希望（自由にご記載ください）

(　　　　　　　　　　　　)

2. 終末期になったときの希望（希望の項目をチェック（✓）してください）

①心臓マッサージなどの心肺蘇生	□ して欲しい	□ して欲しくない
②延命のための人工呼吸器	□ つけて欲しい	□ つけて欲しくない
③抗生物質の強力な使用	□ 使って欲しい	□ 使って欲しくない
④胃ろうによる栄養補給	□ して欲しい	□ して欲しくない

「胃ろうによる栄養補給」とは、流動食を腹部から胃に直接通したチューブで送り込むことです

⑤鼻チューブによる栄養補給	□ して欲しい	□ して欲しくない
⑥点滴による水分の補給	□ して欲しい	□ して欲しくない

⑦その他の希望（自由にご記載ください）

(　　　　　　　　　　　　)

3. ご自分で希望する医療が判断できなくなったとき, 主治医が相談すべき人はどなたですか.（お書きいただかなくても結構です）

お名前（　　　　　　）　ご関係（　　　　　　）

（　　　　　　）　（　　　　　　）

患者様のお名前＿＿＿＿＿＿＿＿　生年月日＿＿年＿＿月＿＿日

ご住所＿＿＿＿＿＿＿＿＿＿＿＿

診察券番号＿＿＿＿＿＿＿＿　記載年月日＿＿年＿＿月＿＿日

「かかりつけ医のための認知症マニュアル」社会保険研究所より

抜き、酸素投与して救命できた。

しかし、肺炎を併発し、全身状態悪化し、食事摂取困難となった。食事摂取困難は、嚥下機能の問題ではなく、本人の食思不振と拒否であった。

救急病院での救急の治療が終わっても食事ほとんど摂取せず、救急病院からもう骨折の治療は終了したからと当診療所へ転院となった。当診療所へもどってきた時、骨折は問題なし、肺炎はまだ治療の必要ある状態。抗菌薬投与と呼吸器のリハビリを行う。回診ごとに本人いわく

「もう一〇〇歳のオバあさん。早くあの世に行かせて。治療は必要ない」

と抗菌薬の点滴も拒否。食事も気が向いた時、ノドが渇いた時にアイスクリームや水を少し飲む程度。しかし、家族（娘）は、「まだ生きられる。治療をしてください」

だが本人は、点滴は自分で抜いてしまうし、食事も口にいれてやっても吐き出す始末。手を抑制すれば点滴はできるかもしれないが、手足をしばるのは忍びがたいと言っても、「何とかしてください。クスリを使えば食べるようになるんでしょ。食べるよ

うになるクスリを使ってください。そして、大きな病院に送ってください」と言う。

私は家族の意向に沿って、大病院に申し訳ないと思いながら紹介状を書く。

ところが本人が、

「絶対行かない。ここで死ぬ」

そうすると娘は、

「私が説得します」

と、結局本人がいやといってるのに無理やり救急車に乗せてしまった。大病院では1日だけ入院させてすぐに、

「今してもらってる治療以上のものはない。このまま診てもらいなさい」と。

その後もああしてくれ、こうしてくれ……。食べないので仕方なくＩＶＨ挿入とした。

ＩＶＨで栄養状態は維持できるようになったが、リハビリも拒否で先の見えない医療となった。

本人は「なんで生かされなきゃいけないの？」。

全く同感だがどうもしようがない。肺炎をはじめとする感染症の治療を行なっていたが、最終的には腎不全の状態になった。娘は「透析してください」と言う。透析導入だけでも危険である旨話し、透析はせず。最期は静かに苦しまずに亡くなったが、家族はそれでも、

「あれをしていれば、こうしてたら、もっと持ったのに……」

誰のための医療なのか？

終末期医療の実際

終末期医療はその定義があいまいなため、実際の医療もどれが終末期医療で、どれが延命治療で、どれが普通の治療なのかは、ハッキリ区別できないことがある。

今回述べるのは私の終末期における医療である。実際にはそれぞれ症例毎に異なる。

一般的には「食べられなくなり」回復（もとのようになる）の可能性が低い場合には、そっと何もしないのが原則である。何もしないと言っても、輸液を500㎖ないし、1000㎖行う。感染症が疑われれば抗菌薬を使用する。血中酸素飽和度が低下したら酸素投与（経鼻あるいはマスク）をする。また貧血が強く、このための動悸や脱力感なら輸血も考慮する。

つまり、患者さんの苦痛を取り除くための医療はする。したがって例えば脱水が強く、脱力感を訴えれば輸液し、輸液のための静脈確保が困難で何度も針をさされるような時はCV（中心静脈：下大静脈、上大静脈のことで、カテーテルを長期間留置でき、高カロリー輸液も可能）を確保することもある。皮下注でも可と考えるが、看護師さんの多くは、皮下注を受け入れてくれる状況にないのが現実であることも問題であるが……。

その他は医療より、看護、介護が主体となる。口腔内清拭、皮膚を清潔に保つ。皮膚といえど体全体であり、非常にひろい。指の間、爪、腋の下、陰部、足など不潔になりやすい。

　口腔内は歯、舌、咽頭など汚れが目立つところであり。毎日の処置が必要である。生きている間は尿、便などの排泄物の処理も重要である。排泄も終末期では本人が訴えることは不可能であるし、時間も決まっているわけではない。したがって、頻回のオムツチェックが必要となる。尿で蒸れたり、褥瘡が悪化する場合には膀胱バルーンを留置することもある。

　これらの医療行為は必要ないと考える人もいると思う。ただ、本人が最期まで、楽に、きれいな体であの世に行っていただきたいための行為である。

　終末期医療とは、一言でいうと、医療、看護、介護の共同医療だ。

Ⅵ　看取り

「看取り」とは

「看取る」を辞書で引くと、広辞苑第6版では「病人の世話をする。看取る」と書かれている。

通常の看護、介護と何の変わりはない説明である。三省堂大辞林では「病人のそばにいる。世話をする。また死期まで見守る。看病する」と説明されている。私の考える看取りは後者の方の意味合いが強い。

死期が近づいてあと数か月以内と判断したら（この死期の判断が極めて難しいのは前に述べた）、医療行為は最小限にして、看護、介護を主体とした医療で、私のすることは毎日顔をみて、声をかけるだけである。そして理想的には職員、家族の見守る中で息を引き取ることである。

しかし、先にも言ったように最期の時期の予測は困難で、当施設のように家族が遠方の場合は家族に見守られながら息を引き取ることは少ない。わたしとしては静かに、そして、気がついたら呼吸が止まっていたという最期の迎え方がよいと考えている。延命治療をしないと書類を出していた人を家族がくるまでの間という理由で心臓マッサージをする必要はないと考える。

現場の看取り

理想的な看取りは食べられなくなったら、あえてエネルギーを補給することなどせず、少しの水分を口に含ませるだけ、点滴もあえてしない。そうすると徐々に脱水状態となるが、しかし、苦痛はなく、静かに息を引き取ることが多い。

このような経過をとる疾患としては、いわゆる老衰、認知症、脳溢血（脳梗塞、脳出血後遺症）などの人である（表30）。癌の終末は癌の種類、部位、浸潤《しんじゅん》様式によって異なる。

私が専門とする胃癌では周囲に浸潤すれば痛みがでてくるし、出血（顕出血でなくても）で貧血となり、全身倦怠感、動悸、息が苦しい、などの症状を訴える。

大腸癌ではやはり出血したり、便が出なくなって腹が張る。肺転移があれば呼吸が苦しい、肝臓に転移すれば黄疸が出ることもある、腹膜に播腫となると、腹水がたまり、腹満感がくる。膀胱癌、前立腺癌などの場合の血尿、尿閉はバルーン留置しか方法がない。専門分野以外でも肺癌、乳癌、前立腺癌、白血病、肝細胞癌、膀胱癌など、この施設にきてからも多くの悪性腫瘍の患者の最期をみた。

これらの人たちの最期は、いままで経験してきた病院での癌末期と大きく変わることはなかった。そこに至る間に大学病院では化学療法を行うことが多く、この副作用による苦しみはあった。里の人は多くは、積極的治療をしていないのでこの苦しみはない。しかし、最期はやはり同じであった。

やはり癌は摘出できるものなら摘出をしておいた方が、最期の苦しみは少ない様に思う。よく「もう年だから手術は受けない。もう生命はおしくないから、もし痛みがでたら痛みだけ止めてください」と拒否する人が多い。私は緩和ケア専門医でないので、私の麻薬、鎮静薬の使用方法がまずいのかもしれないが、やはり、ある程度の苦しみを患者は訴える。それは痛みとは違う苦しみの場合もある。

動けて、少しは食べられる人にモルヒネの貼付薬、経口薬を投与した場合、痛みは大丈夫だが倦怠感や妄想あるいはボーっとすることがおこることがある。「どうせ死ぬなら癌がいい」という方もいらっしゃるが、癌でも種類によっては最期は苦しいこともあることを覚悟すべきである。

Mさんはまだ80歳代前半の女性である。

Mさんを診るようになったきっかけはハッキリとは覚えていない。Mさん夫婦を診るようになってもう10年以上たつ。当初は夫は脳出血後遺症で血圧コントロール目的、Mさん本人は糖尿病であった。

夫は1年前「老年症候群」で亡くなっている。脳出血後遺症で診ている間に大腸癌を発見、手術で切除したが、徐々に体力がおち、嚥下障害を生じ、誤嚥性肺炎を繰り返すようになった。胃瘻もすすめたが本人、Mさんとも拒否。IVHもせず、最期はほとんど食べられなくなり亡くなった。

妻であるMさんは「夫が最後に口にしたのは、先生にもらった水羊羹で、うまいといって喜んだ」。その後一人になったMさんを診ていたが、ある日腹が張る、便秘すると訴えるようになった。そこで胃内視鏡と大腸内視鏡検査をすることとした。胃内視鏡検査では大きな変化なし。大腸内視鏡検査ではS状結腸で屈曲が強く挿入できなかった。本人は、

「前はすっと入ったのに、どうしたの。先生ヘタになった。痛くないからもっとやって」

しかし、痛みはないものの、硬さ、抵抗力はいままでの挿入困難例の硬さと明らかに異なる。いままでの経験だと何か特別の変化があるはずと思った。

診断までの過程は省略するが、結果的に癌性腹膜炎で原発巣は胆嚢であった。本人

に癌性腹膜炎と告げたのは1月中旬であった。その時「いつまで持つ？」との質問があったので。今までの付き合いから、

「俺は5月のゴールデンウィーク頃かと思う」

と告白すると、もう夫もいないし一人だから、もう入院させて。入院してノンビリしたいと。国際医療福祉大学熱海病院の特別室に入院した。入院しても腹が少し張るくらいで、食事も軟らかい物なら食べられるし、元気だった。

「先生また誤診したでしょ。なんともない。本当に癌？」と、からかわれる。

5月の連休には、病室から私の診療所に遊びにくるほどだった。しかし、梅雨を過ぎた頃から腹水が出現、痛みが増悪してきて、モルヒネ開始となる。痛みは大丈夫だが腹が張るのが辛いと言う。

「ラーメン食ってビールばかり飲んでたからだ」というと

「札幌のラーメン、ビールはうまいの……」

そんな会話を繰り返していたが、7月下旬、

■ 32：研究寿命と平均寿命

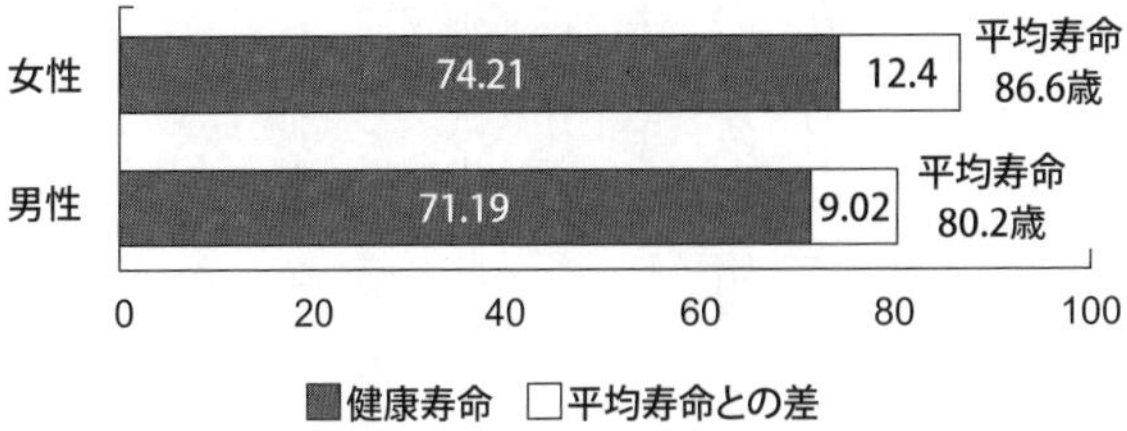

※厚生労働省資料　H26年10月

- 健康寿命とは、日常的に介護を必要としないで、自立した生活ができる生存期間（日常生活に制限のない期間）のこと。
- 平均寿命から介護（自立した生活ができない）を引いた数が健康寿命になる。2000年にWHOが公表。

「苦しい」

「いつまで苦しいの」

「1週間だよ」

「1週間頑張れば楽になれる」

と言っていたら、本当に1週間後に亡くなった。

看取られるためには

現在の勤務先で外来をしていると「もう死にたい」「早く迎えがきてほしい」「生きてるのが辛い」と言う人が多い。このように死にたいとは言わないものの、

「ポックリ逝きたい」

「ピンコロ（ピンピンコロリ）がいい」

などという人がいる。世間でもピンピンコロリとか、健康寿命（表32）とかの言葉が盛んに使われている。後者の意味することは、死ぬ時に苦しまずに死にたい。寝たきりになって迷惑を掛けたくない。前者の場合は生きがいがなくなった精神状態であり、両者は少し状況がことなる。前者の場合には、

「向こうが忙しくて迎えにこれないの」

「先生、早く殺して」

「袖の下を沢山用意しなくちゃしてやらない」

「今度袖の下、持ってくる」とか、

「あの世も一杯で居場所がないんだって、もうしばらくこっちで待ってな」

「お盆で忙しくて迎えこれない」

「先に逝ったダンナ、あっちの世界で女つくってるからまだダメ。○○さんも男つくっ

て遊びな」

「先生と遊ぼうか」

などなど馬鹿話をして帰ってもらう。後者の場合は、

「好きなことをしたら」

「死ぬ時のことなど考えず楽しく暮らしたら」

「その時はその時」

などといいながら、たまには、まじめのような振りをして
「最期をどう迎えたいか、ボケる前に書類にしておいたら」

とアドバイスする。ゆうゆうの里に入居しているのは約３００名である。そのうち約２００人の人が最期の医療に対する意思表示を書類として出してくれた（表20）。種類の形式は当施設で勝手に作ったもので、私から見ても不完全である。世間には多くの雛形がある。

たとえば一番有名なのが、日本尊厳死協会の尊厳死の宣言書である（表33）。その

ほかエンディングノートなどもある。共通することは、治らない、死期が近づいたら延命処置はしない。苦しみをとる処置はして欲しい……ということである。

しかし、実際の臨床現場では、私の前任地での経験では、救急車で搬送されてきて、生命の危険の状態では、本人の意思の確認などしている時間はない。救急車到着と同時に気管挿管、末梢血管確保、末梢血管確保困難なら、中心静脈確保し、強心薬、昇圧薬使用し、心臓の状態によっては心臓マッサージ、カルディオバージョンも行う。

したがって、現施設での意思表示（治療依頼書という）では、1番目の項目に、救急の場合、救急病院に搬送するかどうかを聞いている。例えば意識が無くなって診療所に運ばれてきた時、この診療所では診断に関しても、治療に関しても不十分であるから、救急車を要請して、救急病院に搬送するかどうかである。

私としては、一目みて、もう無理と判断できる場合にはもちろんこの診療所で看取る。そうでなく、原因も病態も分からない、したがって治療すれば、救命できるかもしれないときは救急病院にお願いするのが医師の務めであると考えていた。

■表 33：尊厳死の宣誓書

正会員
登録番号　00000000
登録日　　00,00,00

尊厳死の宣言書
（リビング・ウイル　Living Will）

私は、私の傷病が不治であり、且つ死が迫っている場合に備えて、私の家族、縁者ならびに私の医療に携わっている方々に次の要望を宣言いたします。

この宣言書は、私の精神が健全な状態にある時に書いたものがあります。

従って私の精神が健全な状態にある時に私自身が破棄するか、又は撤回する旨の文書を作成しない限り有効であります。

① 私の傷病が、現在の医学では不治の状態であり、既に死期が迫っていると診断された場合には徒に死期を引き延ばすための延命措置は一切おことわりします。

② 但しこの場合、私の苦痛を和らげる処置は最大限に実施して下さい。そのため、たとえば麻薬などの副作用で死ぬ時期が早まったとしても、一向にかまいません。

③ 私が数か月以上に渉って、いわゆる植物状態に陥った時は、一切の生命維持装置をとりやめて下さい。

以上、私の宣言による要望を忠実に果たしてくださった方々に深く感謝申し上げるとともに、その方々が私の要望に従って下さった行為一切の責任は私自身にあることを附記いたします。

平成　　年　　月　　日

しかし、この治療依頼書をだしてもらうと、多くは
「救急病院に送らないで、診療所で診て欲しい」

「最期は先生に診て欲しい」

であり、少しが、

「先生の判断にお任せします」である。

治療依頼書を出した人のなかには、救急病院に搬送して欲しいという人はいなかった。多分救急病院への搬送を希望する人は、治療依頼書を出していないのだと思っているが……。

ここで大きな問題がある。これらの本人の意思は明確になっても、実際このような状況になると、家族に連絡することになる。そこで家族が本人の意思を知らない場合、仮に知っていても家族の立場からの考えを主張する場合が多い。一時を争う時には、治療依頼書の話をしている時間もない。私と家族との相談で救急病院に搬送するか、診療所で診るかが決まる。

■表 34

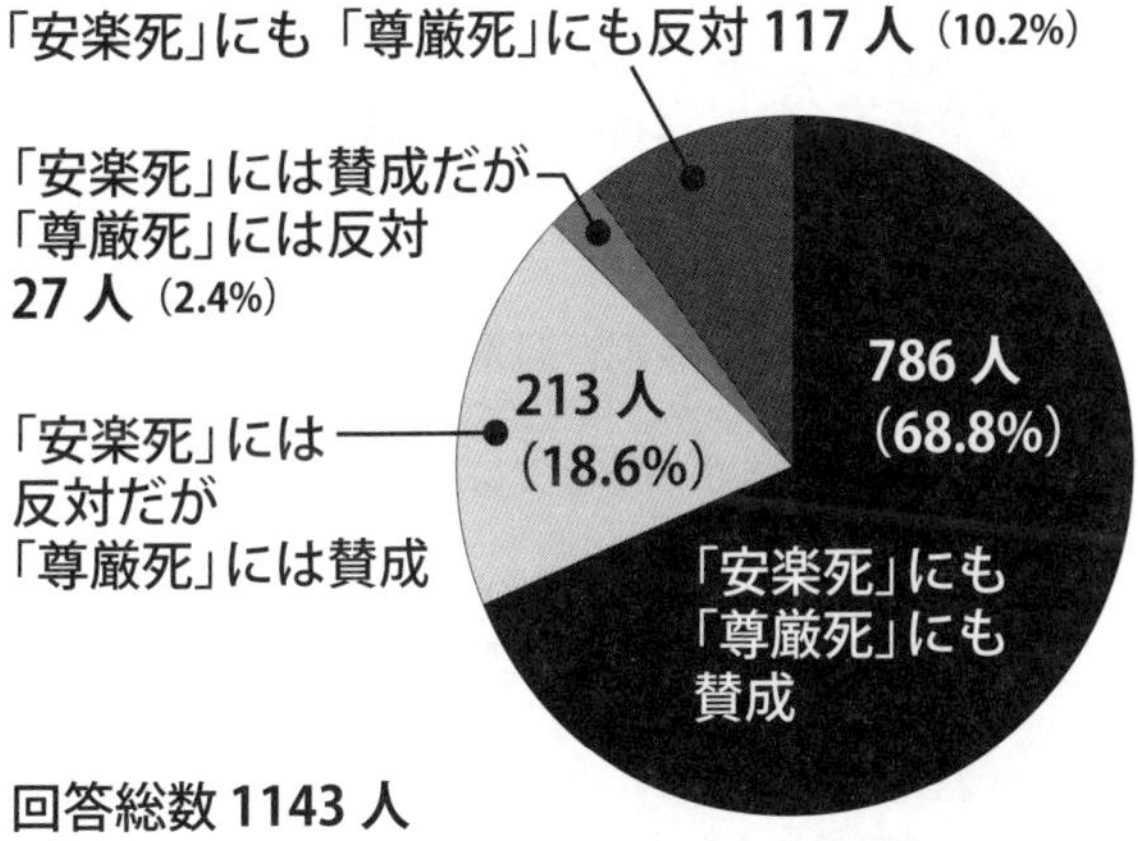

（週刊文春　2014.11.20）

つまり、本人の意思とは異なるところで決まってしまうことが多いのである。昨年アメリカ人女性のブリタニー・メイナードさんが「安楽死」を選び、医師から処方された薬を服用で自ら命を絶ったことが日本でも大きな話題になった。表34はその記事を掲載した「週間文春」から引用したものである。この表は自分が亡くなる時「安楽死」「尊厳死」を認めますか？　というアンケートの結果である。約9割の人は「安楽死」あるいは「尊厳死」を認めるというものである。（日本では「安楽死」は認め

■表35：家族の思い

■治療をしても最期を迎えた場合
「どうせ亡くなってしまうならば、やらなくても同じだったのではないか」
「治療しないほうが楽だったのでは」

■治療をしないで最期を迎えた場合
「治療したらもう少し長生きできたのでは」
「治療したら助かったのでは・・」

■本人「尊厳死」を望む。家族も「苦しめないで逝かせてください」と意思表示されていた場合でも
「お父さん頑張って」
「お母さん頑張って」
「しっかり息をして」・・・

られない！）

問題は自分のことでなく、家族だったらどうか？　という事である。「自分の家族だったら、残りの人生を精一杯生きて欲しい。死を選んで欲しくない」「どんな状態でも1日でも長く生きて欲しい」という意見もある。この気持ちも充分分かる。表35に家族の思いを書きだしてみた。治療したらしたで、治療しないならしないで、いずれにしろ悔いが残るのかもしれない。しかし、しっかりと「本人のため」にはどうすることが一番

いいのか、しっかり考えて欲しい。また、自分の意思通りの最期を迎えたいのであれば、しっかり家族に伝えておいていただきたい。

私としては本人の意思に沿った医療を行いたいが、後で問題になるのは、残った家族との関係になるから、家族の意向に沿った医療を行っておけば後でゴタゴタが起こることはない。心ならずも本人の意思とは異なる医療になることもある。

だから、私はこの治療依頼書を提出された時点で面談し、家族にもこの書類を提出したことを伝え、かつその内容も伝えておくように要請するのだが……。

２番目の項目に「終末期」について書いてもらっている。この項目では全員自然な形で最期を迎えたい。苦痛はとってください。苦痛をとるための治療で死期が早まっても構いませんと書いている。これは私も理解できるし、その様に努力すると返事をしている。

看取るためには

前に述べたように当診療所では、治療依頼書なるものを提出している人が多い。その人達には、意思に沿った医療を行うつもりである。

ただ、「治療依頼書」を提出された時点で本人と直接面談し、具体的な話をするが、その時に感じることは大きく2つのことがある。

一つは依頼書を書いた人自身の問題であるが、多くの人が「コロッと逝きたい」という。しかし、コロッと逝けることは現実には少ない。当施設のような場合はやはり脳血管障害後遺症で徐々に動けなくなり、わからなくなり、食べられなくなって、いわゆる寝たきりになる人、あるいは悪性腫瘍のため亡くなる人が多い。

つまり、徐々に全身状態が悪化することが多い。このことを話すと、

「そうはなりたくない」

「コロッと逝きたい」

「コロッと逝くためにはどうしたらいいですか」

話がかみ合わないのである。本当に終末期になった時の状態が想像できないのだと思う。終末期では呼吸器感染症、尿路感染症が起きやすい。

誤嚥性肺炎などの呼吸器感染症になれば、呼吸が苦しくなる。その時は痰の吸引をしますよ、酸素投与をします、抗菌薬の点滴をしますよ。それは延命というより、楽になるための医療行為ですよと説明するも理解してもらえない。何もしなければスーと逝けると信じている。

癌の時もモルヒネを使用すれば、痛みは全く生じないと信じている。末期癌では痛みだけの問題ではない。表現できないような倦怠感やその他癌の種類による症状、たとえば消化器癌だと腹水が貯留して、腹満感が強くなる。肝臓に転移して黄疸がでる、貧血で動悸がするなどがある。膀胱癌では、尿意はあるが、尿を出せない苦しみの事もある。

これらの症状をとるため、場合によっては点滴もするし、膀胱にカテーテルを入れることもある。さらに症状をとるため輸血を考慮することもある。これらも、ありえないことと思っている。この現実と、いろいろな本に書かれていることのギャップを、理解してもらえないことが私の苦悩である。

もう1つは昔から言われている「遠くの親戚」である。

「子供達の世話になりたくない」

「家族に迷惑をかけたくないからここにきた」

だから

「連絡しなくていいです」

「死んだ後のことも遺言書に書いてあるから」と。

しかし、調べてみると、施設に入所するにあたり、家族や緊急連絡先の表に親族の名前が載っている。

「この人達に連絡しなくていいの」と聞いても、

「連絡しなくていい」の一点張り。

「少なくともこの依頼書を診療所に出した」

「このような最期を迎えたい」

ということを、親族に伝えておいてくださいとお願いしても、

「迷惑をかけたくない」

今までの経験から言うと、このような家族ほど
「どうして連絡してくれなかった」

「こんなに悪くなるまで連絡くれなくて」

「いままで元気だったのに」

「こんなの初めて……」

結局いくら話をしても結論がでず、うやむやで終わってしまうことが多い。「看取られる」「看取り」をする第一条件は意思表示は医療者側に提出するだけでなく、家族、親族にも知らせておいて欲しい。終末期医療に対しクレームをつけるのは「遠くの親

戚」だから……。

「看取る」ためには、医療、看護、介護を提供する、われわれの問題もある。そのうちで最も大きな要因は、われわれが「死」「生きがい」「生きている意義」をキチンと考えているかどうかである。救急病院、救急外来では、技術の問題を別にすれば、何しろ救命のために全力を挙げればいい。

しかし、「看取り」の場合には医療技術というより、「医の倫理」「生と死」をどう考えるかが大きい。そのためには医師、看護師、介護士その他の医療関係者皆で勉強会を開いたり、ディスカッションをしなければならない。

ディスカッションをするためには、個人個人で勉強する必要がある。新聞、雑誌を読むだけでなく、最近の新書、新刊書、さらに、文庫本のなかに非常に私達にとって参考になる本もいくつもある。

名作といわれる本はやはり、価値があることが最近少し分かってきた。医療、看護、介護をするのは複数の人間である。最低でも一人の方を「看取る」のに10数人が関係する。関係する人はそれぞれ多少は考え方が異なるのは仕方がない。

しかし、「看取られる」人は一人である。「看取られる」人が混乱に陥っては困る。そうならないためには「看取られる」人を中心に考え、議論し「看取られる」人のためにどうすることが最も良いかディスカッションをし、もちろん途中で多少の方針の変更はあってもいいが、軸はブレずに医療、看護、介護を提供する必要がある。

「看取り」の環境も重要である。「看取られる」人の人生はそれぞれである。できるだけその人に合った「看取り」の環境を提供したい。騒音、光、景色、空調、食事などなど一杯ある。

われわれの施設は築30数年であるから、防音は不十分（十分看取りを理解していない看護師は、看護のためには、ドアは開けておくべきと主張する者もいる）、空調は効かず、梅雨時はジトジトし、夏は暑く、冬は寒い。まさに夏に暖房、冬に冷房が効く施設である。

しかし、職員が一生懸命窓あけ、換気をしてくれていて、何とかやっている。病室から見える外の景色は、里の職員が木や花の手入れをしてくれているので、外を見ると癒される。

さらには、「看取られる」人との会話を重視し、話を聞き、一緒に考えごとをしてくれている。こんな汚い、狭い、うるさい病室だが、多くの入居者が「ここで死にたい」といってくれるのには頭が下がる。そのためには全力で頑張るしかない。

看取るための職員間の連絡の重要性

ゆうゆうの里診療所は「一般財団法人ゆうゆうの里」が経営する診療所である。この診療所とゆうゆうの里との関係はなかなか複雑である。医療法上は診療所であるため一般に開放されているはずであり、誰でも診療しなければならない。

しかし一方、ゆうゆうの里が経営しているので、老人ホームゆうゆうの里入所者優先とならざるを得ない。私が赴任する前のことは知らないが、私が赴任してから数人ゆうゆうの里以外（われわれは外部の人と呼んでいる）の人を入院させたことがある（外来は全体の1割位が外部の人である）。

ゆうゆうの里診療所は一般財団法人ゆうゆうの里が設立している診療所のため、ゆうゆうの里入居者優先とならざるを得ない。外部患者の入院も稀ではある。満床になることも極めて稀である。しかし、偶然は重なることもあるものだ。満床のため外部から入院の患者に一時的に退院してもらったことがある。

Iさんは80歳代の女性。最初にIさんを診たのは国際医療福祉大学病院が国立熱海病院から委譲を受けたばかりの頃だったと思う。古い、汚い病院の時代である。したがって、当時はIさんも70歳代後半だったと思う。吐血で救急搬送されてきた。その時は、本人の意識はなかった。緊急内視鏡検査で食道静脈瘤の破裂であった。S—Bチューブ（バルーンで出血部位を圧迫止血する器具）で、その場をしのぎ、翌日内視鏡的に食道静脈瘤結紮術（EVL）で止血し、後日硬化療法（EIS）を行い、ほぼ完全に静脈瘤は消失した。精密検査の結果C型肝炎による肝硬変であることが判明した。肝機能の方はchild Cという、非常に悪い状態であった。

その後腹水がたまったり、肝性脳症（血液中のアンモニアが上昇して意識障害を起こす）を起こしたりで、入退院を繰り返していた。私が国際医療福祉大学熱海病院を退職する時に、次の先生に申し送ったが、本人と家族が、最期まで診てくれとの強い希望があり、結局ゆうゆうの里診療所に通院するようになった。ゆうゆうの里診療所で診ていたところ、比較的安定していたが、やはり腹水がたまり、動けなくなった。その時ベッドは空いていたので、入院とし、治療を行った。入院後の経過は順調であったが、季節が冬で、ゆうゆうの里入居者に肺炎などで入院が必要な人が続出し、何と、18床満床となった。万が一、さらに入居者に入院が必要な人がでると、他の病院に送らなければならない状況となり（重症の場合には救急病院へお願いでいいが）、少なくとも1部屋は空けておかなければならなくなった。

こうなると、内部（ゆうゆうの里入居者）優先となり、外部のIさんに退院してもらうことになった。（家族に事情を説明し、病室が空いたら連絡する旨話し退院）しばらくして、家族より老人介護保健施設（老健）に入れたとの連絡がありホッとしいていた。

しかし、数週間後家族から、いきなり「今朝母が亡くなりました」と電話があった。肝硬変が悪化したのかと思ったが、家族の話では、転倒し机に胸をぶっつけて、救急病院に搬送されたが、レントゲンを撮っている最中に意識がなくなり、そのまま亡くなったようだ。救急病院では病理解剖をしてくれて、肋骨骨折による、血気胸で死亡したとのことであった。肝硬変で血小板が減少していたので、出血が止まりにくい状態であった。最期をみてやれなかったことを悔やんだが「突発的なことで仕方ありません」と家族が言ってくれた。

同じようなことは、そんなに起こるとは考えられないが、このような施設ならではの事態である。

逆にゆうゆうの里の人には、いわゆる「社会的入院」が多くなる傾向になる。ゆうゆうの里に入居している人は「介護付き」であり、体の具合が悪かったり、いつもと違うことがあるとすぐに診療所に連絡がくる。これは入居者にとっていいことなのかもしれない。しかし、次に述べるような場合には医療機関としては非常に困ってしまう。

Sさん80歳の女性。脳の虚血性変化、腰椎圧迫骨折、骨粗鬆症で自力歩行不能。部屋ではつかまり歩きでトイレにいくだけ。その他は車椅子に坐った生活。

一日のうち夜間睡眠の時以外はイスに坐ってテレビをみたり、本を読んだりの生活。以前から下肢むくみはあったが、最近むくみがひどくなってきた。

それまでも日常生活の注意、具体的にはイスに坐って何もしないなら、ベッドに横になって、足を心臓より上げているように、イスに坐っている時はふくらはぎをマッサージすること（実際には体を曲げてふくらはぎを触ることもできないし、足を組んでふくらはぎを触ることもできない）、あるいは足をぐるぐる回すように動かすこと。塩分を少し控えるようになどを口を酸っぱくして言ってきた。

そして、この注意は本人受診の時ついてくる職員（生活サービス課）の者にも言って、少し手伝ってやってくださいとお願いしていた。それが、最近むくみがひどくなってきたから心配（本人の心配ではなく、職員が心配）と職員が連れてくる。本人はいたって気にしていない。職員は本当に入居者思いであるが……。

心疾患、腎疾患、甲状腺疾患あるいは静脈血栓症などの病気はない。単に動かないための廃用症候群に伴う浮腫、あるいはリンパ浮腫である。対症法としては前述の日常生活の注意と弾性ストッキングを履くことになる。

その指示をしても毎日受診に連れてくる職員は毎日異なる。いくら日常生活の注意だけでよいと言っても連れてくる。仕方なく利尿薬を使用してみるかとも思うが、この様な高齢者に利尿薬を使用すると電解質バランスも崩れ思わぬ状態になりかねない。

介護付きといいながら職員が訪室するのは朝、昼、夕の食事の配膳だけ。そうすると臥床して、下肢挙上などの指導は実際にはできていない。本人に少し入院しますかと言ったら、入院させてくださいとの返事。入院して、食事の時食堂へ車イスで移動と、午前、午後の10分間の車イス散歩以外はベッド臥床、下肢挙上をしたところ、数日で下肢のむくみは減少。

一方、尿量も増加。今はふくらはぎのマッサージを回診の毎に数分間行っているのみ。また、部屋の生活を聞くと、おせんべいが大好き、特に醤油せんべいが好きとのこと。職員に部屋を調べてもらったら大量の醤油せんべいがでてきた。

「食事は食べなくても、せんべいは毎日10枚は食べていた」ことが判明。

今は入院しているので、日常生活の注意が守られているのでよいが、今後どうするか……逆に臥床ばかりしていると、それでなくても自力で歩けないのだから、ますます筋力は落ち、近いうちに体を動かすこともできなくなる可能性は大だ。リハビリはお願いしているのだが、週1回15分では……。理学療法士さんから教えられたことを職員が毎日行えば、進行を少しでも遅らせることができるのだが……。

高齢者の下肢のむくみは非常に多い。そのほとんどが下肢の筋肉を使わないためのもので、廃用症候群に伴う浮腫（ある先生は廃用性浮腫とも言っている）である。これは、利尿薬を服用するよりも、日常生活の注意が重要。

しかし、高齢者は自分ではマッサージも、動かすことも臥床もできないとすると、かと言って職員が朝から晩まで面倒をみることもできないし、ずっと入院というわけにもいかず。毎日、毎日外来に連れてこられると、こちらも頭が重くなってしまう。

同様な事例を紹介する。

Nさん86歳女性。陳旧性肺結核、側湾症あり、体重29kgのやせた人。6か月前食欲低下と貧血増悪のため腹部CT検査施行。右下腹部に腫瘤あり。腫瘤の中にガス像あり。腸管（上行結腸）と思われた。

画像所見臨床所見から悪性腫瘍も否定できない。大腸内視鏡検査で精査の必要があり、本人に検査が必要な理由等を説明するも検査拒否。

「もう充分生きたから」「もう検査もいらない」。

家族に連絡したところ、家族も、

「高齢だし、あの体力では検査もできないでしょう。そっと診てやってください」

私も確実に診断をつけるためには大腸内視鏡検査が必要であるが、大腸内視鏡検査を行うには腸管洗浄液を１８００㎖あるいは２０００㎖服用する必要があるし、また当診療所では内視鏡ができないため、他の病院受診となる。その受診そのものが本人にとってかなりの苦痛となる。

また、たとえ検査が出来て癌と診断されたとしても、治療は不能（年齢、呼吸機能、心機能などから）。逆にもし、癌が認められず大腸疾患が否定されたら、貧血の原因をさらに検索する必要がでてくる。これも不能（不能ではないが、患者さんが可哀そう）と考える。

したがって検査をする必要があるかどうかが問題。私は本人、家族の意見も踏まえ精査せず、対症的に診ていくこととした。生活サービス課職員にも食事摂取量をチェックしてもらい、受診の毎に知らせてもらうこととした。

その後食事量は3～4割で体格からしてまあまあと判断していた。8月に入り食事摂取量が減り、体重減少（1kg／6か月）！　外来では「食べられるものを、少しでもいいから食べて」「何を食べてもいいよ」と指導していたが……。

8月中旬になって、外来受診が頻回となる、週に1～2回の受診。本人に聞くと「別に……」あまりにも頻回で、どうも本人の意思による受診ではなさそう。なので、職員にどうして受診なのか聞いたところ、ある時

「食事摂取量が少ないから」

「体重が減ったから」

大腸に病気があるならそのための食事量減少、体重減少だし、特に病気がなければロコモティブシンドロームから老年症候群になり、そのための体重減少である。このどちらかは検査していないから分からない。いずれにしろ、仕方のない病態であり、体重減少をくいとめるためには、胃瘻あるいはＩＶＨでエネルギー補給しかない。

しかし、本人の延命治療は希望しないという意思表示があるためこれはしない。そ

うすると、私にできることは、診察して「好きな物を少しでも食べましょう」と言うしかない。つまり、この段階になると「医療」よりも「介護」「看護」が重要になってくるのである。「高齢者医療」から「終末期医療」に代わるのである。

職員も「人は必ず死ぬ」「人は必ず衰え」、ある時期がくると「食べられなくなる」ことを理解しなければならない。私も勉強が足りないことは充分承知しているので、職員皆が勉強し、高齢者医療から終末期医療、最終的には「看取り」をできる体制をつくる必要がある。

医師、看護師、介護士、事務職員など全職員一丸となって、「高齢者医療」「終末期医療」「看取り」に取り組んでいくべきだ。

Ⅶ　最後に

私のやってきた医療は、医科大学付属病院での臨床研究、地域中核病院での救急を含めた一般臨床、そして現在の高齢者医療、終末期医療と変わってきた。

また、われわれが受けた医学教育、一般常識も大きく変わってきた。

「生命は地球より重し」

「1分1秒でも長く生かす」

「できる限りの医療を行う」

が、医師の務めと教えられ、信じてきた。しかし、現実の高齢者を診ると
「死は避けられない」

「ヒトは必ず死ぬ」

ことを現実として受け止めざるを得ない。そうすると、苦しみの中で亡くなっていくのか、本人が希望するように最期を見届けてやるのかという選択を迫られる。私も多くの人の死を診てきたからか、年をとってきたからなのかわからないが、

「必ずいつかは死ぬのだから、本人の希望するようにしてあげればいいじゃないか」

と思うようになりつつある。

そのためには、どうしたらいいのか……。

実のことを言うと、私にはまだ受けた教育の呪縛が残っており、実際の高齢者で広義の終末期の患者を診ると、胃瘻を勧めたり、ＩＶＨを入れてしまう。

１年以上ＩＶＨ管理で生命は永らえている人も何人かいる。この人達にはもう自分自身で判断する能力はないので、家族の意向による医療、看護、介護である。この人たちの生きている価値はなにかと自問することがある。

その際思うのは

「生きていること自体に意義がある」

と教育された束縛である。確かに医療者からみたら、それ程意味のあることには見えなくとも、家族からみればおおきな意味をもつことがある。

例えば、食べられない、動けない、わからないが、刺激には反応する場合がある。

大きな声をかけたり、手を握ったりしたときに、目をあけたり指を動かすと、家族は
「こっちを見た」
「手を握り返した」
「きっと分かってる」
と、ほとんどの家族は解釈する。そんな家族の喜ぶ姿をみると
「できるだけのことをしなくてはならない」
のかと感じてしまい。わかっていても輸液をしたり、強心薬、昇圧薬を使用してしまう。

それからもう一つは医療を提供する側の問題点である。医師の立場として、何もしないのは「何も出来ないとみられるのでは」という思いもある。

大学病院時代は消化器内視鏡、病理に明け暮れていたが、地域の中核病院では臨床一般をやってきた。したがって、もちろん、救急を専門にしてきた先生、外科系の先生とは比べようもないが、ある程度のこと、気管挿管、CV確保などはできる（内視

鏡があればもっといろいろなこともできる)。根性が曲がっているのか、心が狭いのか「何もできないと思われたくない」という気持ちもある。

それは、現実の臨床の場ではあり得ることだ。ある時看護師から、酸素飽和度SpO2が下がってきました。下顎呼吸ですと連絡を受けた。もう終末期だし、酸素投与もしているし、「そのまま様子をみて」といったところ、翌日看護記録を読むと「SpO2低下、下顎呼吸とDrに報告するも、指示なし」と書かれていた。私はこの看護記録を読み愕然とした。私の心を看護記録に書くなら「……とDrに報告。様子見の指示」であって欲しかった。

つまり、現場では看護師からの報告に対しては何らかの処置をしなくてはならないとプレッシャーを感じてしまう。まだまだ医師、看護師の連携がうまくいってない証拠ではある。

これから医療の道をめざす若い世代へ

終末期医療を行うには、患者さんの気持ちも、もちろんであるが、医療を提供する側の勉強、教育が非常に大事である。たゆまず勉強し、議論することが大事である。ディスカッションをするためには、業務時間内では無理であり、仕方がなく時間外で、そのような機会を作ろうとすると、ここで労働基準法なるものが出てきて、「時間外手当はつきますよね？」などと言う職員が必ずでてくる。

家庭もあり、家族の夕飯を作ったりしなければならないのはよくわかるが、月に一度くらい時間をさいてディスカッションをしてもいいのではないか。普段の会話でも、料理だ、芸能界の話題だ、ではなく「この患者さんはどうだろう？」と考えてもいいのではないか……。

そんなこんなで、私自身、「終末期医療」を行うのは、口でいうよりずっと難しいことが、よくわかってきた。まだ、高齢者医療も終末期医療も始めたばかりで初心者である。しかし、医師になってもう40年たち、現役で働けるのもそう長くはない。

そう、2025年が問題になっているが、私もその時は後期高齢者になるのである。医療を行う立場から、介護を受ける立場に変わっているかもしれない。高齢者医療を行うのではなく、高齢者医療を受ける立場かもしれない。そうすると、私たちより若い世代の医師に早くから「高齢者医療」を勉強していただきたい。

次の世代の医師に言っておきたいのは、

「どのような医師を目指すのか早く決めて、その道にすすんでもらいたい」

私のように、消化器専門医を目指していて、事情で一般病院に行かざるを得なくなり、そこで初めて一般臨床をやり、疲弊してしまい、高齢者医療、終末期医療をするようになった……などフラフラした医師になってほしくない。

高齢者医療、終末期医療は、ロートルの医者、現役引退の医者がする仕事ではない。これからの若い医師たちが、積極的に担っていくべきなのだ。

最後に、常日頃大変迷惑をかけている伊豆高原ゆうゆうの里診療所スタッフ一同に深く感謝したい。

２０１５年11月

川口　実

川口　実（かわぐち・みのる）
昭和 23 年　神奈川県生まれ
昭和 50 年　東京医科大学卒業、東京医科大学病院 内科学教室 臨床研究員として勤務
平成 4 年 6 月　東京医科大学病院 内科学教室 助教授
平成 13 年　国際医療福祉大学 臨床医学研究センター教授、東京医科大学客員教授
平成 14 年　国際医療福祉大学熱海病院 副院長
平成 22 年　国際医療福祉大学熱海病院 院長を経て、顧問
平成 23 年　国際医療福祉大学熱海病院を退職。伊豆高原ゆうゆうの里診療所に勤務

日本消化器病学会評議員、日本消化器内視鏡学会評議員
日本実験潰瘍学会評議員、日本消化器癌発生学会評議員

日本消化器内視鏡学会指導医・認定専門医、日本消化器病学会認定専門医
日本内科学会認定内科医、日本プライマリ・ケア学会認定医
日本消化管学会胃腸科認定医、日本ヘリコバクター学会 H.pylori 感染症認定医

高齢者医療から終末期医療へ

2016 年 2 月 12 日　初版第 1 刷発行
著　者　川 口 実
発行者　深 澤 徹 也
発行所　株式会社メトロポリタンプレス
〒 173-0004　東京都板橋区板橋 3-2-1
TEL.03-5943-6430　FAX.03-3962-7115
http://www.metpress.co.jp
印刷・製本　株式会社ティーケー出版印刷

ISBN978-4-907870-29-4　C0247